PRINCIPES DE MÉDECINE

COLLECTION «SAPIENCE»
Dirigée par Bernard RIBÉMONT

BEC, Pierre	*Vièles ou violes ? Variations musicales et philologiques autour des instruments à archet du Moyen Age* (à paraître).
GROS Gérard	*Le poète et le prince du Puys* (à paraître).
HUË, Denis et RIBÉMONT Bernard	*La Traduction des «Otia Imperiala» de G. de Tilbury par Jean d'Antioche* (à paraître)
LABBÉ, Alain (sous la direction de)	*«Aula Palatina» Etudes sur les palais médiévaux* (à paraître).
LLINARES, Armand	*Les Principes de médecine de R. Lulle* (Sapience, 5).
PASTRÉ, Jean-Marc	*Structures littériares et Tripartition fonctionnelle dans le* ***Parzival*** *de Wolfram von Eschenbach* (à paraître).
PRÉVOT, Brigitte	*La Science du cheval au Moyen Age, la «Marechaucie des chevaux» de Jordanus Rufus* (Sapience, 2).
RIBÉMONT, Bernard (sous la direction de)	*Le Moyen Age et la Science. Approche de quelques disciplines et personnalités scientifiques médiévales* (Sapience, 4) Acte du colloque d'Orléans, 21-22 avril 1988.
	Observer, lire, écrire le ciel au Moyen Age. (Sapience, 1). Acte du colloque d'Orléans, 22-23 avril 1989.
	Ecrire pour ***dire*** *: Etudes sur le Dit médiéval.* (Sapience, 3).
	Terres médiévales. Acte du colloque d'Orléans des 27 et 28 avril 1990 (à paraître).
SCHOUWINK, Wilfried	*Le Sanglier dans les vignes du Seigneur.* (Traduction sous la direction de Michel Salvat). (à paraître).

Raymond LULLE

PRINCIPES DE MÉDECINE

Traduction, introduction et notes
par
Armand LLINARES

K
Editions Klincksieck
1992

ISBN : 2-252-02802-5

Introduction

Les *Principes de médecine* que nous publions ne sont pas le seul ouvrage où Raymond Lulle, philosophe, a montré l'intérêt qu'il portait à une discipline profondément rattachée à la philosophie depuis des siècles. Avant d'aborder l'analyse de l'ouvrage présenté, il convient de considérer les différentes oeuvres que Lulle a consacrées en totalité ou partiellement à la médecine. Il importe aussi de savoir comment les conceptions médicales de notre philosophe s'insèrent dans une longue tradition, certes aujourd'hui abandonnée, mais qui s'est perpétuée en Occident pendant une vingtaine de siècles.

1. Raymond Lulle et la médecine

Ernest Wickersheimer, médecin et historien de la médecine, a fait une place à Raymond Lulle dans son *Dictionnaire biographique des médecins en France au moyen âge*[1]. Dans le *Supplément* que Danièle Jacquart a procuré plus récemment, Lulle figure également[2].

De fait, Lulle n'était pas français et n'était pas médecin.

1. Wickerseheimer, E., *Dictionnaire biographique des médecins en France au moyen âge,* 2 vol., Paris 1936 2e éd. Genève 1979. (Notice sur Lulle, t.2, p. 676-677).

2. Jacquart, D., Supplément au *Dictionnaire biographique des médecins en France au moyen âge*, Genève 1979 (Notice sur Lulle, p. 249-251). De la même, *Le milieu médical en France du XIIe au XVe siècle*, Genève 1981.

Pourtant, la place qu'il occupe dans le *Dictionnaire* et dans son *Supplément* n'est en rien usurpée et se justifie aisément.

Lulle, on le sait, est né vers 1232-1235 à Majorque, au lendemain de la reconquête de l'île par Jacques le Conquérant, roi d'Aragon, natif de Montpellier. Familier du roi de Majorque, fils cadet de Jacques le Conquérant, Lulle décide à la trentaine d'abandonner femme et enfants pour se consacrer à la défense du christianisme. Il étudie alors la théologie, la philosophie -qui à cette époque englobe l'ensemble des connaissances-; il apprend le latin et l'arabe, et il entame quelques années plus tard une carrière d'écrivain fécond qu'il poursuivra jusqu'à sa mort à Majorque en 1316, après de nombreux voyages marqués par une prédilection particulière pour la France. Bon nombre de ses oeuvres et des plus notables ont été écrites dans notre pays, pour la plupart à Montpellier ou à Paris, ce qui lui a valu en 1885 les honneurs de l'*Histoire littéraire de la France* , dans un volume préparé par Emile Littré et publié par Bernard Hauréau, lequel écrivait dans son *Avertissement* : "Une partie considérable de ce volume est occupée par un écrivain d'une fécondité prodigieuse, qui n'est pas, à la vérité, né sur la terre française, mais qui, reconnu, proclamé chef d'école, eut en France de nombreux disciples et, chose vraiment singulière, n'exerça pas une influence moins grande, moins durable, par des livres dont il n'est pas l'auteur que par ceux qui lui sont attribués à bon droit."[1]

Le philosophe Lulle n'est pas médecin comme son compatriote et contemporain Arnaud de Villeneuve, sur lequel nous reviendrons au chapitre suivant. Mais il est un théoricien

1. *Histoire littéraire de la France*, vol. XXIX, Paris 1885, p. 1.

de la médecine qui, tout au long de sa carrière d'écrivain, s'est penché sur le statut de cette discipline, fondée sur les théories des Grecs et enseignée dans des écoles célèbres, comme celle de Salerne aux XIe et XIIe siècles, et celle de Montpellier à partir, semble-t-il, du XIIIe siècle. Cette dernière sera précisément érigée en faculté à l'époque de Lulle.

De la production de cet auteur fécond -plus de deux cent cinquante titres recensés, dont tous ne sont pas encore édités, une dizaine d'ouvrages abordent la médecine dans un contexte général ou traitent uniquement de questions proprement médicales. Pour l'instant, il ne sera pas question des *Principes de médecine*, qui feront l'objet du troisième chapitre de la présente introduction.

Pour comprendre l'intérêt que Lulle a porté de tout temps à la médecine, le mieux est de suivre chronologiquement son itinéraire d'écrivain. Toutefois il convient de préciser que si nous pouvons indiquer avec précision le lieu et la date de rédaction de certains ouvrages, nous sommes pour d'autres dans l'obligation de nous tenir à des conjectures seulement probables, aujourd'hui communément admises.

Ainsi en est-il de l'un des tout premiers ouvrages et peut-être le premier, véritable encyclopédie écrite à la gloire de Dieu, vaste accumulation de connaissances en tout genre. Ecrit en catalan, la langue maternelle de Lulle, vers les années 1270-1274 à Majorque, il a pour titre *Livre de contemplation en Dieu*, *Libre de contemplació en Déu*. Ouvrage monumental, il remplit sept volumes de l'édition du début de ce siècle et plus de mille pages d'une typographie serrée dans une édition plus récente.

Dans l'un de ses 366 chapitres, il aborde d'un point de vue

critique la médecine et surtout les médecins, prenant Dieu à témoin de leur incompétence à diagnostiquer les maladies et de leur amour immodéré de l'argent[1]. Ce chapitre laisse percevoir le désir d'apporter un remède à cette situation et de faire que l'art médical assure véritablement la santé de l'homme.

Ce désir devient volonté délibérée dès que le philosophe dispose d'une méthode d'investigation qu'il dénomme, suivant le vocabulaire en usage à son époque, un *Art de trouver la vérité* et qu'il qualifiera par la suite d'*Art général,* expliquant par là que cette méthode peut s'appliquer à toutes les connaissances, et, bien entendu, à la médecine. C'est ce qu'il fera en écrivant les *Principes de médecine*, dont nous reparlerons.

Lulle est maintenant à Montpellier où il écrit aussi une *Doctrine d'enfant, Doctrina pueril*, dont une version française et une version provençale, toutes deux de la fin du XIIIe siècle, nous sont parvenues. Petit ouvrage de doctrine, c'est-à-dire d'enseignement, ses propos s'adressent à un fils supposé, pour lui faire connaître les éléments de la religion et des différentes disciplines profanes, parmi lesquelles la médecine. Ici pas de critique, mais l'exposé didactique des fondements de la médecine répartis en trois groupes : les fondements naturels, qui correspondent à ce qui est inné en l'homme (les quatre éléments, les quatre humeurs, l'esprit vital); les fondements "non-naturels", qui correspondent à toute activité de l'homme (respiration, nutrition, veille et sommeil,

---

1. *Libre de contemplació en Déu*, *Obres. Edició original*, vol. II-VIII, Palma 1906-1914; *Obres essencials*, II, Barcelone 1960. (Sur la médecine : chap. 115. Voir *Autres propos de Lulle sur la médecine*, 1).

émotions); les fondements "anti-naturels", à savoir la maladie, ses symptômes, son traitement[1].

Quelques années plus tard, toujours à Montpellier, Lulle écrit un *Art abrégé de la médecine*, *Ars compendiosa medicinae*[2], résumé de la théorie médicale de l'époque, exposée et systématisée au moyen d'une série de figures. Grâce à quoi, le médecin pourra acquérir avec méthode "la science de la médecine et l'enseigner en peu de temps". Il pourra également "découvrir avec méthode les maladies et ce qui est contraire à la nature, les propriétés des éléments et des médicaments dans lesquels ces éléments sont mélangés", et redonner la santé au malade[3]. Il peut être ainsi possible d'assurer diagnostic et thérapeutique.

Lors de son premier séjour parisien en 1287-1289, Lulle écrit notamment le *Livre des merveilles*, *Libre de meravelles*[4] roman philosophique et encyclopédique, dont le héros, Félix, parcourt le monde à l'instigation de son père, dans le seul but

---

1. *Doctrina pueril, Obres. Edició original*, I, Palma 1906, 1-199; Barcelone 1972. *Doctrine d'enfant* (texte médiéval); Paris 1969. (Sur la médecine: chap. 78. Voir *Autres propos de Lulle sur la médecine*, 2). Le texte provençal est inédit.

2. *Ars compendiosa medicinae*, dans *Opera medica*, Palma 1752 (réimp. Oxford 1981). Le médecin J. Mª Sevilla i Marcos en a procuré une nouvelle édition, accompagnée d'une traduction catalane et précédée d'une ample introduction, sous le titre *R. L. L'art compendiosa de la medicina*, [Barcelone 1987]. Voir *Autres propos de Lulle sur la médecine*, 3.

3. "Ars ista hac intentione composita est, ut Medicus sub compendiosa speculatione scientiam Medicinae artificialiter possit adquirere, et in brevi tempore docere; et etiam ut Medicus morbos, et quae sunt contra natura; et etiam proprietates elementorum et medicinarum, in quibus ipsa elementa mixta sunt, possit artificialiter invenire, et materiam morbificam ad sanitatem disponere." (*Ars compendiosa medicinae*, Palma 1752, fol. 1). *Artificialiter* signifie ici "selon l'art", c'est-à-dire avec méthode, scientifiquement.

4. *Libre de meravelles*, 4 vol., Barcelone 1931-1934; *Obres essencials*, I, Barcelone 1957, 311-511; Barcelone 1987 (3e éd.). Il existe une version française médiévale, dont seule une petite partie a été éditée: *Livre des bêtes*, Bari 1964; Paris 1964.

de s'émerveiller, de s'étonner de ce qu'il rencontre sur son chemin, occasion pour le protagoniste d'interroger philosophes et ermites, de découvrir les aspects enthousiasmants ou décevants d'un monde divers, et, en fait, d'explorer expérimentalement tous les domaines de la connaissance. En compagnie d'un philosophe, il est confronté, par exemple, au monde physique, celui des éléments (le feu, l'air, l'eau, la terre), et au monde végétal, en portant un intérêt particulier à la vertu des plantes. Il observe le monde des minéraux et conclut avec le philosophe que l'on ne peut modifier la nature physique, comme le prétendent les alchimistes[1]. Ce qui étonne le plus Félix c'est le comportement de l'homme, mystère infini de contradictions. Et de poser maintenant des questions à un ermite pour savoir ce qu'est l'homme, pourquoi il est en bonne santé ou malade, pourquoi il vieillit, pourquoi il meurt, pourquoi il se comporte de telle ou telle façon, trop souvent tenté qu'il est par le vice[2].

En 1294 Lulle est à Naples où le milieu médical, héritier de l'Ecole de Salerne, est très actif. Il y écrit *De la légèreté et de la pesanteur des éléments, De levitate et ponderositate elementorum*[3], dont le propos est d'exposer la théorie des

1. Livre IV. *Des éléments*. Il y est question de la simplicité et de la composition des éléments, de leur génération et de leur corruption, de leur mouvement (chap. 19-21). Il s'y ajoute plusieurs chapitres de météorologie. Livre V. *Des plantes* Après deux chapitres sur la génération et la corruption des plantes (chap. 30-31), il est question de leur efficacité contre les maladies (chap. 32). Livre VI. *Des métaux* (=minéraux), chap. 33-36. Ce dernier chapitre porte une condamnation philosophiquement justifiée contre l'alchimie. Voir A. Llinarès, *Propos de Lulle sur l'alchimie,* "Bulletin Hispanique", 68 (1966), 86-94.

2. Livre VIII. *De l'homme*. Les chapitres 49-51 exposent successivement pourquoi on est en bonne santé ou malade (voir *Autres propos de Lulle sur la médecine*, 4), pourquoi on vieillit et pourquoi on meurt. Voir A. Llinarès, *Imágines antiguas de la medicina. Salud, enfermedad y remedios según R. L.*, "Psicopatología", 9, Madrid 1989, 19-22.

3. *De levitate et ponderositate elementorum*, dans *Opera medica*, Palma 1752 (réimp. Oxford 1981).

degrés des éléments dans les médecines composées. Ce n'est pas pour autant un manuel de pharmacologie, mais plutôt une reprise de la théorie déjà exposée dans les *Principes de médecine* et dont il sera question ci-dessous, au chapitre 3 de la présente introduction.

L'année suivante Lulle est à Rome. Pendant plusieurs mois il compose un ouvrage théorique fort important par sa conception et son contenu, l'*Arbre de science, Arbre de ciència*[1]. Il ne s'agit pas moins que d'un système hiérarchisé des connaissances, avec, d'une part, les connaissances profanes qui permettent de s'élever par degrés du monde physique à l'homme individuel et social, et, d'autre part, les connaissances religieuses qui marquent le passage graduel du terrestre, l'Eglise, à Dieu. De ce vaste système nous retiendrons pour notre propos la théorie des éléments, fondamentale pour les savants de l'époque, des considérations astrologiques et des développements concernant la médecine. Ceux-ci font référence aux *Principes de médecine* et précisent en outre comment fonder cette discipline sur des principes généraux[2].

De 1297 à 1299 Lulle accomplit un second séjour parisien. En octobre 1297 il écrit un *Traité d'astrologie*, improprement appelé *Tractat d'astronomia,* ouvrage qui se veut novateur, dans lequel les notations médicales ne sont pas absentes et où il est question de la théorie des éléments, de l'influence des

---

1. *Arbre de ciència, Obres. Edició original*, XI-XIII, Palma 1917-1926; *Obres essencials*, I, 547-1046. Pour symboliser la hiérarchie des connaissances, Lulle emploie l'arbre (des éléments, de la vie végétative, de la sensibilité, etc.), celui-ci détaillé en racines, tronc, branches, rameaux, feuilles, fleurs, fruits. Voir A. Llinarès, *L'arbre de science, de R.L.*, dans *Raymond Lulle,* Ed. univ., Fribourg (Suisse) 1986, 29-57.

2. Sur la médecine, *Arbre de ciència*, V, v, 5, p. XVI, v, quest. 205-208 (Voir *Autres propos de Lulle sur la médecine*, 5).

astres sur les tempéraments humains, sur les activités physiologiques de l'homme et des animaux[1].

A Montpellier en 1303 Lulle écrit un troisième ouvrage proprement médical, le *Livre des régions de la santé et des maladies, Liber de regionibus sanitatis et infirmitatum*[2], présenté comme le résultat de ses recherches parallèles sur la médecine et l'astrologie. Etant donné l'influence des corps célestes sur les corps ici-bas, la médecine ne peut ignorer les données astrologiques. Aussi trouve-t-on dans cet ouvrage "une vision profonde, qui prétend rechercher les causes des maladies dans leur détermination ultime: si, en effet, les modifications du corps humain sont causées par les mouvements des astres, l'observation du ciel permet d'établir un traitement et d'en préciser les conditions."[3]

C'est à Lyon en 1305 que Lulle entreprend la rédaction de l'ouvrage dans lequel il présente son *Art général* sous sa forme définitive et qu'il achèvera trois ans plus tard à Pise. Cet ouvrage est l'*Art général ultime, Ars generalis ultima.* On y trouve les derniers propos de l'auteur sur la médecine, étayés par son système de raisonnement et qui renvoient "aux écrits et aux découvertes d'Hippocrate, de Galien, d'Avicenne et d'autres."[4]

---

1. Ed. catalane: *Tractat d'astronomia*, dans *Textos y estudios sobre astronomia esp. en el siglo XIII* (dir. J. Vernet), Barcelone 1981. Ed. latine: *Tractatus novus de astronomia*, éd. M. Pereira, *R.L. Opera latina,* 17, Turnhout 1989. Ed. française: *Traité d'astrologie*, trad. A. Llinarès, Paris 1988.

2. *Liber de regionibus sanitatis et infirmitatum*, dans *Opera medica,* Palma 1752 (réimp. Oxford 1981).

3. M. Pereira, *Le opere mediche di Lullo in rapporto con la sua filosofia naturale e con la medicina del XIII secolo*, "Estudios Lulianos" XXIII (Palma 1979), p. 9.

4. *Ars generalis ultima: Raymundi Lulli Opera latina* 14, Turnhout 1986 (Sur la médecine: X, 14.92. Voir ci-dessous *Autres propos de Lulle sur la médecine,* 6). Il existe une traduction française de l'*Ars generalis ultima* sous le titre de

2. Hippocrate, Galien, Avicenne et les autres

La médecine médiévale d'Occident plonge ses racines dans la pensée grecque par l'intermédiaire des Arabes. Rien d'extraordinaire donc que soit joint le nom d'Avicenne à ceux d'Hippocrate et de Galien. Mais cette médecine est elle-même inséparable de la philosophie grecque et de sa conception du monde physique. C'est pourquoi à ces noms prestigieux dont tout homme cultivé, féru de médecine au moyen âge, se sentait redevable, il convient d'associer d'autres noms, non moins prestigieux, et avant tout celui d'Aristote, "le philosophe" par excellence. On ne saurait en effet comprendre la médecine ancienne et médiévale sans la théorie des quatre éléments, ébauchée par Empédocle, analysée et discutée par Aristote.

Nous ne retracerons pas dans le détail le développement de ce double courant, philosophique et médical, qui s'échelonne sur une vingtaine de siècles. La philosophie ancienne et médiévale est abondamment étudiée de nos jours. Pour ce qui est de la médecine, son histoire a été écrite et de façon magistrale. On se reportera en particulier aux ouvrages mentionnés dans la bibliographie de ce livre et notamment au remarquable chapitre sur la médecine médiévale dans l'*Histoire générale des sciences*[1]. Plus schématiquement nous analyserons, d'une part, la pensée d'Aristote dans le domaine précis de la physique des éléments, et nous essaierons de voir, d'autre part, comment, après lui, la médecine hippocratique s'est trouvée orientée par Galien et ses successeurs médiévaux

---

Dernier grand Art, Paris 1634. Lulle a résumé son gros ouvrage dans l'*Ars brevis*, éd. *R.l. Opera latina* 12, Turnhout 1984; en catalan *Art breu*, éd. *Obres selectes de R.L.*, I, Palma 1989, p. 525-599; en français *Art bref,* éd. Paris 1991.

1. *Hist. générale des sciences* (dir. R. Taton), 1. *La science antique et médiévale,* 2e éd., P.U.F., Paris 1966.

vers la primauté d'une théorie figée au détriment d'une expérience renouvelée.

C'est par l'ouvrage d'Aristote, *De la génération et de la corruption*[1], que la théorie des quatre éléments est entrée pour des siècles dans la conception occidentale de l'univers physique. A vrai dire, cette théorie avait été ébauchée par Empédocle (v.-490.v.-435). Aristote reconnaît cette antériorité, mais ne se satisfait pas des analyses de son prédécesseur, auquel il reproche notamment, soit d'adjoindre au quatre éléments des principes inutiles, l'Amour et la Haine, soit de réduire les éléments à deux par un jeu d'opposition entre, d'une part, le feu, et d'autre part, l'air, l'eau et la terre[2].

Quelques notions essentielles pour notre propos sont à retenir de l'ouvrage d'Aristote, car nous les retrouverons dans les *Principes de médecine*.

Première notion: celle de puissance et d'acte. Pour Aristote, est en puissance ce qui peut se réaliser, est en acte ce qui a une réalité effective. Dans ces conditions, précise-t-il, "pour résumer notre pensée, nous dirons maintenant qu'en un sens il y a génération absolue à partir de quelque chose qui n'est pas, mais en un autre sens la génération a toujours lieu à partir de quelque chose qui est. Ce qui existe, en effet, en puissance,

1. Aristote, *De la génération et de la corruption* (en grec *Peri genésos kai phtoras*; en latin *De generatione et corruptione*), texte établi et traduit par Ch. Mugler, "Les Belles Lettres", Paris 1966.

2. Pour Empédocle, "la matière comporte quatre éléments, mais en y comptant aussi les principes de mouvement (Amour et Haine) leur nombre s'élève à six." (*ouv. cité*, I, 1, 314a, p. 1). "Quelques penseurs, comme Empédocle, admettent d'emblée quatre éléments. Mais même lui les réduit à deux, puisqu'il oppose au feu tous les autres éléments." (*ouv. cité,* II, 3, 330b, p. 50).

mais n'existe pas en acte, doit en premier lieu pouvoir être dit exister des deux manières que nous venons d'indiquer."[1]

La deuxième notion, celle de mélange ou mixtion, découle de la précédente: "Du moment que parmi les choses et les êtres les uns existent en puissance et les autres en acte, il s'ensuit que les choses qui se sont mélangées peuvent en un sens exister encore et, en un autre sens, avoir cessé d'exister. En acte, d'une part, le produit qui résulte du mélange est bien différent des composantes, mais en puissance chacune des composantes subsiste encore dans son intégrité et telle qu'elle avait été avant d'entrer dans le mélange. [...] Les mélanges nous apparaissent donc comme formés par la réunion de choses qui étaient antérieurement séparées et qui peuvent de nouveau être séparées."[2] Autrement dit, les composantes d'un mélange subsistent en dépit des apparences. Si elles cessent d'être en acte, elles subsistent en puissance.

S'il y a correspondance et réciprocité entre la puissance et l'acte, il peut en être de même avec l'action et son opposé la passion, c'est-à-dire ce qui est subi[3]. "Il faut que les éléments exercent et subissent des actions réciproques, du moment qu'ils se mélangent entre eux et se transforment les uns dans les autres. Le chaud et le froid, l'humide et le sec, en revanche, se définissent, les uns par les actions qu'ils exercent, les autres par celles qu'ils subissent. Est chaud, en

1. *De la génération et de la corruption*, I, 3, 317b, p. 11.

2. *Ibid.*, I, 10, 327b, p. 41.

3. Action et passion sont deux des dix catégories aristotéliciennes. Pour expliquer ce qu'elles représentent ici, Aristote écrit: "Ce n'est pas seulement au contact que le feu, par exemple, échauffe, mais aussi à distance; car le feu échauffe l'air, et l'air échauffe le corps, du fait que l'air peut, par sa nature, à la fois exercer et subir des actions." (*De la génération et de la corruption*, I, 9, 327a, p. 39).

effet, ce qui réunit les matières accusant les mêmes propriétés; car l'effet de dissociation qu'on attribue au feu est en réalité une association de substances de même espèce, puisque le feu élimine les substances étrangères. Le froid, au contraire, est ce qui réunit et associe d'un côté les choses de même espèce, d'un autre côté les choses d'une espèce étrangère. L'humide est ce qui n'a pas de limite propre, mais reçoit facilement les limites qu'on lui impose, alors que le sec a des limites naturelles bien tracées, mais n'accepte que difficilement d'autres limites."[1]. Action et passion n'interviennent pas de la même façon, selon qu'il s'agit des éléments, le feu, l'eau, l'air, la terre, ou de leurs qualités, le chaud, le froid, l'humide, le sec. Il semble y avoir là une contradiction, qui disparaît, si l'on convient que l'opposition entre le chaud et le froid, entre l'humide et le sec, est compensée en partie par l'attribution d'une seconde qualité à chacun des éléments.

Ici interviennent les combinaisons entre les quatre qualités principales des éléments: "Comme il y a quatre éléments, et que les combinaisons possibles entre quatre termes sont au nombre de six ; comme cependant, les contraires ne peuvent pas être combinés entre eux, le chaud et le froid, le sec et l'humide ne pouvant pas se confondre en une même chose, il est évident qu'il n'y aura que quatre combinaisons d'éléments, à savoir celles du chaud et du sec, du chaud et de l'humide, du froid et de l'humide, du froid et du sec. Ceci est une conséquence logique de l'existence des corps qui apparaissent simples, le feu, l'air, l'eau et la terre. Le feu est en effet chaud et sec, l'air est chaud et humide, étant une sorte de vapeur;

1. *De la génération et de la corruption*, II, 2, 329b, p. 48. Même raisonnement dans les *Météorologiques*, IV, 6, 382b (Texte établi et traduit par P. Louis, "Les Belles Lettres", Paris 1982, p. 46-47).

l'eau est froide et humide, la terre est froide et sèche."[1] Chacun des corps, apparemment simples, que sont les éléments, est doté de deux qualités : l'une, qui lui appartient en propre et qu'Aristote dénomme "différence première" ou encore "affection première", l'autre, qui lui vient d'un autre élément. Ainsi, le feu est chaud par lui-même et sec grâce à la terre, l'air est humide par lui-même et chaud par le feu, etc. C'est là une conception qui va perdurer pendant une vingtaine de siècles.

Aristote la précise encore, en insistant, d'une part, sur les affinités ou les oppositions entre les différents éléments: "Les corps simples étant au nombre de quatre, ils appartiennent deux à deux aux deux régions de l'espace: le feu et l'air ont pour lieu la région orientée vers la limite, la terre et l'eau ont pour lieu la région située vers le centre. Les corps extrêmes et les plus purs sont le feu et la terre ; les corps intermédiaires, mélangés davantage, sont l'eau et l'air. Ces corps sont, de plus, deux à deux opposés : le contraire du feu est en effet l'eau, le contraire de l'air est la terre, car ces corps accusent dans leur consistance des affections opposées. Néanmoins, d'une façon absolue, chacun de ces quatre corps ne relève que d'une seule affection, la terre étant du sec plutôt que du froid, l'eau du froid plutôt que de l'humide, l'air de l'humide plutôt que du chaud, le feu du chaud plutôt que du sec."[2]

Remarquons donc: le feu, chaud et sec, est "du chaud plutôt

1. *De la génération et de la corruption*, II, 3, 330a-b, p. 49-50. Le raisonnement d'Aristote s'appuie sur une formule simple de combinatoire, qui est la suivante pour quatre termes: 4 (4-1): 2 = 6. Deux des six combinaisons sont éliminées faute de pouvoir se concrétiser. En effet, un corps ne peut être à la fois chaud et froid, ou sec et humide. Les quatre autres combinaisons sont en revanche possibles.

2. *Ibid.*, II, 3, 330b, p. 51.

que du sec"; l'air, humide et chaud, est "de l'humide plutôt que du chaud", etc. Lulle dira que le feu a pour qualité propre le chaud, et pour qualité appropriée le sec, etc. Le vocabulaire aura subi des transformations, mais l'essentiel demeurera: chaque élément s'identifie grâce à deux qualités qui, si elles déterminent des oppositions, déterminent avant tout des concordances qui permettent de considérer les éléments comme des êtres vivants, dotés d'un mouvement circulaire générateur de vie. Ainsi le feu, chaud et sec, "concorde" avec l'air auquel il donne du chaud; l'air à son tour donne de l'humide à l'eau, laquelle donne du froid à la terre, laquelle donne du sec au feu, etc. Cycle de la vie, né du mélange, de l'association des éléments. Cycle éternel, lié au mouvement céleste: "Du moment que le mouvement de révolution céleste est éternel, comme nous l'avons démontré, il s'ensuit nécessairement que [...] la génération des choses et des êtres est elle aussi continue."[1] Et cela conduit à admettre une influence du ciel sur la vie terrestre.

Tel est donc, brièvement résumé, l'apport essentiel de la philosophie grecque, d'Empédocle à Aristote, sur la conception du monde physique et du monde vivant. La médecine grecque ne pouvait pas ne pas en tenir compte. Tout comme la médecine actuelle est tributaire des découvertes fondamentales de la science contemporaine, la médecine d'Hippocrate, puis celle de Galien, ne pouvaient ignorer les conceptions philosophiques de leur temps, dès lors que la philosophie tenait lieu de science fondamentale.

Pour imparfaite qu'ait été aux yeux d'Aristote la théorie des

1. *Ibid.*, II, 10, 336a, p. 67. "Comme nous l'avons démontré" fait référence à *Physique*, VIII, 7-9, 189b-192b (Texte établi et traduit par H. Carteron, "Les Belles Lettres", Paris 1926, p. 43-50).

quatre éléments conçue par Empédocle, elle faisait autorité à l'époque d'Hippocrate (v.-460-v.-377), l'aîné par ailleurs de Platon (-428-348) qui, lui aussi, admettait cette théorie[1] On sait que la physiologie d'Hippocrate repose tout entière sur la théorie des quatre humeurs, bile jaune, sang, flegme et bile noire, dont dérivent quatre tempéraments : colérique, sanguin, flegmatique, mélancolique. De l'équilibre des humeurs dépend la santé ; leur déséquilibre, par excès ou défaut de l'une d'elles, entraîne la maladie[2]. Toute médecine ancienne et médiévale se réfère à Hippocrate. Toutefois, d'autres noms apparaissent plus tard, qui, eux aussi, ont marqué le cours de la médecine.

S'il est important pour un médecin de diagnostiquer correctement la maladie dont le patient est atteint, il est non moins important pour lui de disposer de remèdes efficaces pour la combattre. D'où l'importance accordée de tout temps à la pharmacopée. Celle-ci sera, durant des siècles, constituée essentiellement, mais non uniquement, par des plantes. Hippocrate déjà en décrit un grand nombre. Les études pharmacologiques ne cessent de se poursuivre dans le monde grec pour aboutir au début de notre ère à la collection de près de huit cents plantes et autres remèdes rassemblés par Dioscoride, médecin grec originaire de Cilicie (Turquie actuelle), qui exerce en qualité de médecin militaire sous le règne de l'empereur Claude(41-54). Passionné de botanique et de pharmacologie, soucieux avant tout d'efficacité, il accorde

1. Platon, *Timée*, 32b: "Ainsi, le Dieu a placé l'air et l'eau au milieu, entre le feu et la terre." (Texte établi et traduit par A. Rivaud, "Les Belles Lettres", Paris 1925, p. 145).

2. Les oeuvres d'Hippocrate font actuellement l'objet d'une édition du texte grec, accompagné d'une traduction française : 8 vol. parus aux éditions "Les Belles Lettres", 1967-1990. Voir également : Hippocrate, *Aphorismes*, introd. et trad. P. Theil, Paris 1957.

dans son livre, *De la matière médicale*[1], plus de place à la description des vertus médicinales des plantes et à leurs applications sous forme de remèdes, qu'à leur classification botanique. Il tente malgré tout un classement en décrivant successivement les aromates et les arbres, les céréales, les herbes, les racines, les minerais.

Pline l'ancien (23-79) consacre plusieurs livres de son *Histoire naturelle* aux remèdes fournis par les plantes (livres 25 à 27), auxquels il ajoute les remèdes tirés de l'homme et des animaux (livres 28 et 29) et les remèdes magiques (livre 30)[2]. Selon Pline, la plupart des gens de son époque ignorent les propriétés médicinales des plantes et les médecins eux-mêmes ne sont pas exempts d'ignorance. Aussi conseille-t-il aux étudiants en médecine de passer plus de temps à rechercher des plantes et moins à écouter les cours de leurs professeurs. Fréquemment Pline se réfère à des auteurs grecs, mais, curieusement, jamais à Dioscoride.

Mais un siècle plus tard, Dioscoride a un continuateur en la personne de Galien (v. 131-v.201). Natif de Pergame, en Mysie (Turquie actuelle), médecin-philosophe, il exerce dans sa ville natale et à Rome. L'oeuvre qui nous est parvenue de lui est considérable et a connu au moyen âge un succès plus grand que celle d'Hippocrate. Dans le domaine particulier qui nous concerne ici, il n'apporte apparemment rien de bien original. Dans un sens, son ouvrage sur *Les propriétés des médicaments simples*[3] ne constitue qu'une réécriture de

1. Dioscoride, *De materia medica*, éd. M. Wellmann, 3 vol., Berlin 1958 ; *De la matière médicale*, trad. M. Mathée, Lyon 1559 (ouvrage illustré).

2. Pline, *Histoire naturelle*, livres 25-30, 6 vol. texte établi et traduit par A. Ernout, "Les Belles Lettres", Paris 1957-1963.

3. Galien, *Opera medica,* Venise 1561, t. IMV: *De simplicium*

l'ouvrage de Dioscoride. On notera cependant la conception nouvelle de Galien, qui sera adoptée par les auteurs médiévaux, et, dans cette conception, l'apparition d'une notion, celle de degré, adoptée également par ces mêmes auteurs et qui va servir de fil conducteur aux *Principes de médecine,* de Lulle.

L'ouvrage de Dioscoride était un catalogue qui se voulait pratique, uniquement fondé sur l'expérience. Celui de Galien est à la fois théorique et pratique. Des onze livres qu'il comprend, les cinq premiers développent une théorie des médicaments, les six derniers constituent un catalogue de médicaments simples, ou simples, classés selon leur origine et dans un ordre alphabétique conforme à l'alphabet grec.

Les cinq livres théoriques[1] sont intéressants à divers titres. Le premier considère les simples et leurs propriétés, *facultates*. La propriété, *facultas* (en grec *dunamis*), est une certaine cause capable de modifier le cours de la maladie. Dans le deuxième livre sont dénoncées "les démonstrations incertaines des sophistes". Le troisième livre développe la théorie des quatre qualités propres des éléments, le chaud, l'humide, le sec, le froid, et reprend la conception d'Aristote en l'appliquant aux médicaments. C'est à la recherche des qualités et de l'usage des médicaments que sont consacrés le quatrième et le cinquième livre, avec en conclusion la notion de degré, sur laquelle nous reviendrons.

Les six derniers livres de l'ouvrage[2] présentent des listes de

medicamentorum facultatibus, fol. 2-86. Pour une connaissance de Galien, on lira: *Galien de Pergame. Souvenirs d'un médecin*, introd. et trad. P. Moraux, "Les Belles Lettres", Paris 1985.

1. Galien, *Opera medica*, t. IV, fol. 1a-40b.
2. Id., *ibid.*, fol. 41a-86b.

simples inspirées de Dioscoride, réparties en trois groupes : simples tirés du règne végétal, les plus nombreux (livres 6, 7 et 8), simples tirés du règne minéral (livre 9), simples tirés du règne animal (livres 10 et 11). Aux médicaments simples, que la nature nous offre, pour ainsi dire tout préparés, s'ajoutent les médicaments composés, réalisés par le spécialiste, l'apothicaire et très souvent le médecin lui-même, qui mélange dans des proportions requises plusieurs médicaments simples. Galien consacre à ces compositions deux ouvrages importants, *De la composition des médicaments, d'après les lieux*, c'est-à-dire d'après les organes et les parties du corps à traiter (en dix livres), *De la composition des médicaments, d'après leur genre*(en sept livres)[1].

Avec l'expansion de l'Islam vers l'Occident jusqu'en Espagne et vers l'Orient jusqu'en Perse et au-delà, la pensée grecque est véhiculée par la langue arabe. Plus qu'Athènes et que Byzance, devenue Constantinople, Alexandrie était le grand foyer de la civilisation héllénistique, avec la bibliothèque la plus considérable de l'antiquité (700 000 volumes). Les oeuvres grecques traduites en arabe circulent désormais de Boukhara et de Bagdad jusqu'à Cordoue et Tolède où elles seront souvent retraduites en latin. C'est dans ce contexte qu'il faut comprendre l'importance du philosophe-médecin Avicenne (980-1037), de son vrai nom Ibn Sina, né près de Boukhara, mort à Hamadhan, l'antique Ecbatane.

En tant que médecin, Avicenne est l'auteur du *Canon de la médecine*, traduit en latin au XIIe siècle par Gérard de Crémone[2]. Il nous a laissé également un *Poème de la*

1. *De compositione medicamentorum localium*, dans *Opera medica*, t. IV, fol. 124 a-216b; *De compositione medicamentorium per genera*, fol. 217a-284b.

2. Avicenne, *Canon medicinae*, trad. Gérard de Crémone, 2 vol., Venise 1608.

médecine[1]. Après l'invention de l'imprimerie, la version latine du *Canon* a connu de nombreuses éditions: une quarantaine de la fin du XVe siècle à la fin du XVIe. Encore imprimé dans la seconde moitié du XVIIe siècle, il sert jusque vers 1650 de manuel à Montpellier et à Louvain. Il donne lieu à un cours à l'université de Bruxelles jusqu'au début de ce siècle.

Le *Canon* comporte cinq livres. Le premier définit la médecine et son champ d'action, aborde la constitution de l'homme, ses organes, l'âge et le sexe, les humeurs, les muscles, les nerfs, l'appareil circulatoire, les maladies et leur étiologie, les signes et les symptômes, le pouls, l'urine, etc.

Le deuxième livre traite des médicaments simples, sur le modèle de Galien. Il comporte en effet une partie théorique, suivie d'une liste alphabétique de 760 simples. Trois chapitres traitent des propriétés des médicaments simples, de leur connaissance selon l'expérience et selon le raisonnement. Deux autres chapitres analysent l'action de ces médicaments, tandis que le dernier décrit leur collecte et leur conservation.

Comme chez Galien, il est question aussi des médicaments composés dans le *Canon*. Ils font l'objet du cinquième et dernier livre dans lequel est minutieusement décrite la préparation des pilules, poudres, sirops, électuaires, décoctions, élixirs, etc. Entre le deuxième et le cinquième livre, le troisième traite des maladies particulières à certains organes: cerveau, yeux, appareil digestif, appareil génital et urinaire; le quatrième livre concerne des maladies plus générales comme les fièvres, la lèpre, les ulcères, les inflammations.

1. Id., *Poème de la médecine*, éd. et trad. A. Jahier- A. Nourredine, "Les Belles Lettres", Paris 1958. (En annexe traduction latine médiévale).

Par Avicenne et par d'autres voies, la médecine de Galien se propage en particulier dans le bassin méditerranéen. Et nous voyons apparaître d'autres noms, cités par Lulle dans ses *Principes de médecine* et connus pour avoir composé des catalogues de simples: Constantin l'Africain et Matthaeus Platearius. Constantin, originaire de l'Ifriqiyya (Tunisie actuelle), a vécu au XIe siècle. Il quitte son pays natal vers 1070, enseigne la médecine à Salerne et termine sa vie au monastère bénédictin du Mont Cassin en 1087. Traducteur d'ouvrages médicaux arabes, il a laissé un *De gradibus simplicium*[1]; dans lequel les simples sont classés d'après leurs degrés, sous différentes rubriques. Au XIIe siècle, Matthaeus Platearius (mort vers 1165), compose à son tour un catalogue de simples, le *Circa instans*[2], pour lequel il s'inspire de l'ouvrage précédent, revu, corrigé et considérablement augmenté. L'ouvrage connaît un grand succès, devient une référence pour de nombreux auteurs du XIIIe siècle et en particulier pour les médecins de l'Ecole de Montpellier. C'est de lui que s'inspire à son tour le compatriote et contemporain de Lulle, Arnaud de Villeneuve (v. 1235-v.1313), qui enseigne un certain temps à Montpellier et qui nous a laissé une oeuvre médicale considérable dont quelques titres intéressent notre propos, particulièrement une *Introduction à la médecine, Des simples, Des degrés des médicaments*[3].

Ce survol rapide de quelques auteurs cités ou non par Lulle

---

1. Constantin l'Africain, *Pantechni decem libri theorices et decem practices, cum tractatu de gradibus medicinarum*, Lyon 1515.

2. Matthaeus Platearius, *Circa instans*, Paris 1512; *Livre des simples médecines*, trad. médiévale, éd. P. Dorveaux, Paris 1913.

3. Arnaud de Villeneuve, *Speculum introductorium medicinalium*, *De simplicibus*, *De graduatione medicinarum*, dans *Opera omnia*, Bâle 1585. Une nouvelle édition des oeuvres médicales d'Arnaud de Villeneuve est en cours de publication à Barcelone: cinq vol. parus.

permet de voir comment se présente la théorie médicale à son époque, une théorie qui s'appuie sur la notion de degré, énoncée par Galien et transmise au cours des siècles, sans modifications notables.

C'est en conclusion de sa théorie des médicaments simples, avons-nous dit, que Galien a précisé cette notion. Jusqu'à présent, dit-il, on s'est contenté de désigner une qualité dominante par le plus: plus chaud, plus humide, plus froid, plus sec. Désormais on considérera chaque qualité sous quatre degrés, pour rendre compte de notre expérience: "Nous disons, par exemple, que le chaud est au premier degré, lorsqu'il nous réchauffe, non d'une manière perceptible, mais conforme au raisonnement. Il en est de même pour le froid, l'humide et le sec. Les qualités qui peuvent manifestement chauffer, ou refroidir, ou hydrater, ou dessécher, sont considérées comme étant au second degré. Celles qui se manifestent plus fortement, sans être au maximum, sont au troisième degré. Celles qui peuvent chauffer tellement qu'elles brûlent, sont au quatrième degré."[1]

On remarquera que le premier degré d'une qualité d'un médicament n'est pas perceptible par les sens, mais seulement concevable par l'esprit et déductible par le raisonnement. Ce n'est que pour les degrés plus élevés que le témoignage des sens est requis.

Même conception chez Avicenne: "Les médecins diffèrent d'avis, dit-il, sur les degrés de faculté des drogues; je vais vous éclairer. L'action de la drogue qui, par le raisonnement, doit modifier le tempérament du malade représente le premier

1. Galien, *De simplicium medicamentorum facultatibus,* livre V: Opera medica, t. IV, fol. 40b.

degré de faculté. Tout ce qui amène un changement à peine sensible aux sens est manifestement du second degré. Ce qui produit un changement considérable, sans toutefois amener la destruction de l'organe malade et ne touche pas au tempérament, est au troisième degré. De tout ce qui, par sa chaleur brûlante ou par l'engourdissement produit, amène la destruction de l'organe, tu peux dire sans te tromper qu'il est du quatrième degré de faculté."[1]

C'est encore la même conception qui prévaut chez Arnaud de Villeneuve. Pour lui, un médicament manifeste son action en modifiant le tempérament du malade de quelque degré. Il y a quatre degrés que le médecin doit discerner en observant les modifications laissées dans le corps: "Une qualité est dite au premier degré lorsqu'elle modifie insensiblement le tempérament. Elle est au second degré lorsqu'elle apporte une modification sensible, sans dommage apparent. Au troisième degré, elle apporte une modification importante, mais sans destruction de la substance de l'organe. Au quatrième degré, elle modifie le corps lui-même, avec une destruction manifeste de la substance de l'organe."[2]

Cette conception perdurera longtemps encore, puisque nous la retrouvons chez Ambroise Paré[3] , et jusqu'au XVIIIe

---

1. Avicenne, *Poème de la médecine*, p. 80-81.

2. Arnaud de Villeneuve, *Speculum introductionum medicinalium* chap. 18: *Opera omnia*, col. 49.

3. Au livre XXVI de ses *Œuvres*, Ambroise Paré note: "Les effets de ces qualités [chaud, froid, humide, sec], comme Galien l'écrit au chapitre 5 *Des simples*, sont distingués et mis par ordres que nous appelons degrés, afin de les appliquer aux maladies en une certaine mesure et proportion. Car à la maladie chaude au second degré conviennent des remèdes froids en pareil degré." (A. Paré, *Œuvres complètes*, 3 vol. (pagination continue), Paris [1983], t. 3, p. 1105). Il ajoute: "L'eau tiède est tempérée; celle qui est un peu plus chaude est au premier degré; si elle a une chaleur apparente, au deuxième degré; si elle a une chaleur ardente, au troisième degré; si elle brûle, elle est chaude au quatrième degré. Ainsi peut-on dire du froid, de l'humidité, de la sècheresse." (*ibid.*).

siècle[1]. Ce qui, en revanche, peut varier au cours des siècles, c'est l'application que l'on en tire pour caractériser les plantes médicinales et, d'une façon générale, tous les médicaments de la pharmacopée ancienne et médiévale. Un exemple illustrera cette remarque. Il figure chez Galien, Avicenne, Platearius et chez Lulle lui-même. Il s'agit de l'agnus-castus, un arbrisseau des régions méditerranéennes, de la famille des verbénacées, auquel on attribuait des vertus calmantes et en particulier anaphrodisiaques.

Que disait Galien à son sujet? "L'agnus-castus est une plante arbustive, chaude et sèche au troisième degré."[2] Que dit Avicenne? L'agnus-castus est "chaud au premier degré, sec au second degré."[3] Tout comme Galien, Platearius écrit que le chaud et le sec sont au troisième degré dans l'agnus-castus. Pour Lulle, ni Avicenne, ni Platearius ne sont dans le vrai, mais sa propre conclusion nous laisse dans le doute[4]. C'est que le problème est peut-être insoluble. Pourtant il est au coeur des préoccupations chez les médecins de l'école de Montpellier, à l'époque où Lulle écrit ses *Principes de médecine*.[5]

3 Les Principes de médecine

Si l'ouvrage porte l'intitulé indiqué ci-dessus, celui-ci est plus complet dans l'incipit où il est question d'un *Art des*

1. Un exemple, Nicolas Lemery, *Dictionnaire universel des drogues simples,* Paris 1759.
2. "Agnos, aut lygos, hoc est vitex, planta illa fruticosa, calidus quidem est et siccus tertio ordine." (*De simplicium medicamentorum facultatibus: Opera medica,* t. IV, fol. 42b).
3. "Calidus un primo, siccus in secundo." (*Canon medicinae*, livre II, p. 266).
4. Voir ci-dessous, *Principes de médecine*, V, chap. 14.
5. C'est ce que note R. Mc Vaugh, *The medieval theory of compound medicines,* "Arbor", 1965, p. 71 M. Pereira précise "que la tentative de Lulle n'est pas une fantaisie ou une création individuelle, mais plutôt le fruit d'une problématique culturelle précise." (*Le opere mediche di Lullo,* art. cité, p. 11).

principes et des degrés de la médecine, Ars principiorum et graduum medicinae. C'est dire que la notion de degré, analysée au chapitre précédent, est constamment présente dans l'ouvrage, à côté de notions plus classiques, qui apparaissent au fil de la lecture. Cette notion de degré se veut renouvelée, non par l'expérience, mais par le raisonnement, un raisonnement fondé sur une méthode inventée par Lulle, ce qu'il appelle à l'époque un *Art abrégé de trouver la vérité*[1]. Bien entendu, toute cette partie des *Principes de médecine* s'appuie également sur la théorie des quatre éléments, élaborée par Aristote.

Pour illustrer son propos, Lulle dessine un "Arbre des principes et des degrés de la médecine", constitué d'une racine de forme circulaire et de laquelle sont issues deux branches. Sur chacune de ces branches sont portées diverses indications, les unes en clair, les autres sous forme de lettres dont la signification est précisée plus loin dans le texte de l'ouvrage. Ces lettres se répartissent en deux groupes: d'une part, les quatre lettres ABCD; d'autre part, les seize lettres EFGHKL MNOPQRSTVY.

Les lettres A,B,C,D représentent respectivement le chaud, le sec, l'humide, le froid, c'est-à-dire les quatre qualités propres des éléments, le feu, la terre, l'air, l'eau. Ces quatre lettres s'inscrivent dans la racine de l'arbre et sur la première branche, celle des principes traditionnels de la médecine. C'est ainsi que la racine divisée en quatre quadrants porte les

1. Connu sous le titre catalan de *Art abreujada d'atrobar veritat*, mais seulement dans sa version latine *Ars compendiosa inveniendi veritatem* (éd. *Opera omnia*, t. I, Mayence 1721; réimp. Francfort 1965). Pour une approche plus complète de l'ouvrage, voir *L'Art bref. Introduction*, 2, Editions du Cerf, Paris 1991, p. 39-47.

quatre humeurs du corps humain: la bile (cholera), chaude et sèche, désignée par A et B; le sang (sanguis), humide et chaud, désigné par C et A; le flegme (Phlegma), froid et humide, désigné par D et C; la mélancolie (melancholia), sèche et froide, désignée par B et D. Ces groupes de deux lettres occupent respectivement la case supérieure du quadrant dévolu à chaque humeur. D'autres groupes de deux lettres indiquent les troubles provoqués dans ces humeurs par les maladies. Sur la première branche de l'arbre, les quatre lettres A,B,C,D, suivies de leurs significations respectives, sont accompagnées de notions traditionnelles, énumérées dans la première partie de l'ouvrage et transcrites ici en clair sur des fleurs stylisées.

La seconde branche représente pour Lulle la nouveauté qu'il va développer dans l'ouvrage et qui comporte deux éléments étroitement associés: la notion de degré et sa mise en oeuvre selon la méthode de l'*Art abrégé de trouver la vérité.* Cette branche porte, elle aussi, des fleurs stylisées sur lesquelles sont inscrites d'abord les lettres EFGHKLM NOPQRSTVY, réparties en quatre groupes: EFGH, KLMN, OPQR, STVY. Chacun de ces groupes représente une même espèce de médicament simple, à prédominance de chaud et de sec, de sec et de froid, d'humide et de chaud ou de froid et d'humide, chaque espèce comprenant quatre variétés.

Soit par exemple le groupe EFGH. Il comprend quatre variétés de médicaments à prédominance de chaud et de sec. Nous avons vu plus haut que l'agnus-castus était considéré par Galien, Avicenne et Platearius, comme étant chaud et sec. Pour Lulle, tout médicament simple ne comporte pas seulement deux qualités, mais quatre, à des degrés divers, ces quatre qualités correspondant aux quatre éléments dont sont constitués tous les corps dits "élémentés". Ainsi, la lettre E désigne un simple à prédominance de chaud et de sec[1], où le chaud est au quatrième degré, le sec au troisième, l'humide au deuxième, le froid au premier. La seconde variété de médicament chaud et sec est représentée par la lettre F; le chaud y est au troisième degré, le sec au deuxième, l'humide au premier, mais le froid ne peut s'y manifester d'une manière sensible. Ici intervient la notion de degré "intelligible", par opposition aux degrés précédents, qualifiés parfois de "sensibles". Un degré "sensible" "équivaut à quatre degrés "intelligibles", représentés par des points, nom que leur donne parfois Lulle. Dans le cas du médicament de variété F, le froid vaut trois points, soit trois quarts de degré "sensible".

Dans la troisième variété de médicament chaud et sec, représentée par la lettre G, le chaud est au deuxième degré, le sec au premier, l'humide à trois points, le froid à deux points. Dans le médicament représenté par la lettre H, seul le chaud est à un degré sensible, les autres qualités étant respectivement à trois points, à deux ou à un[2]. Le processus est le même pour les médicaments secs et froids représentés par K.,L, M et N, pour les médicaments humides et chauds représentés par O, P, Q, et R, et pour les médicaments froids et humides représentés par S,T,V et Y[3].

Aux degrés des variétés de médicaments portées par seize fleurs s'appliquent des notions tirées de la méthode de raisonnement nouvellement inventée par Lulle et développée à l'époque dans l'*Art abrégé de trouver la vérité*. Cette méthode de raisonnement s'appuie sur deux sortes de notions, toutes

1. C'est-à-dire à prédominance de feu: médicaments échauffants.

2. On passe ainsi du quatrième degré au premier et du premier degré, soit quatre points, à un point, selon une progression arithmétique de raison moins un.

3. On a affaire successivement aux médicaments à prédominance de terre, d'air et d'eau: médicaments desséchants, humidifiants ou hydratants, réfrigérants.

deux représentées par des figures graphiques: d'une part, des principes premiers ou absolus, et, d'autre part, des principes de relation. Dans l'*Art abrégé de trouver la vérité*, les principes absolus sont d'ordre métaphysique. Ici, ils sont d'ordre physique: ce sont les degrés des médicaments. Reste à raisonner sur eux. Pour ce faire, les principes de relation sont portés sur une figure formée de triangles inscrits dans un cercle: cinq triangles qui se réduiront à trois par la suite[1]. Il semble que Lulle anticipe sur cette réduction, puisque seuls trois triangles sont utilisés dans les *Principes de médecine*. Chacun de ces triangles, signalé par une couleur différente, représente trois notions inscrites dans les angles. Le premier triangle, rouge, est dit du principe, du moyen et de la fin; le second, vert, est celui de la différence, de la concordance et de la contrariété; le troisième, jaune, est celui de la supériorité, de l'égalité et de l'infériorité. C'est à considérer les degrés sous ces différents angles, au sens propre comme au sens figuré, qu'est consacrée une part notable de l'ouvrage.

Aux trois triangles est joint un carré, dénommé quadrangle, tiré d'une autre figure de l'*Art abrégé de trouver la vérité*, celle de la prédestination ou des contraires, qui comporte, entre autres, quatre notions, opposées deux à deux: l'être et la perfection, d'une part, la privation et le défaut, d'autre part. Ces quatre notions vont permettre, elles aussi, de raisonner sur les degrés.

L'Arbre des principes et des degrés de la médecine permet de comprendre la structure de l'ouvrage, explicitée dans une première partie où l'auteur justifie les notions qu'il va s'employer à développer. Les trois divisions suivantes sont

1. Sur les transformations de l'*Art* lullien, voir *L'Art bref. Introduction*, 2, p. 50-59.

consacrées au mélange des degrés selon les trois triangles indiqués ci-dessus. Comment rechercher les degrés fait l'objet de la cinquième partie. Une sixième partie traite de la génération et de la corruption. Les fièvres font l'objet de la septième partie, tandis qu'il est question des urines et du pouls dans la huitième et neuvième partie. Enfin une dixième partie est consacrée à une figure de rhétorique, la métaphore, qui permet, en développant une trentaine de rubriques, d'amener le lecteur à comprendre, à partir de certaines notions, d'autres notions du même ordre ou d'un ordre différent. C'est ainsi que certaines métaphores s'élèvent à des considérations théologiques[1].

Cela peut surprendre. Mais, philosophie et médecine sont étroitement associées à l'époque de Lulle, et philosophie et théologie sont, pour lui comme pour les autres scolastiques en général, intimement liées. Rien d'extraordinaire donc à ce que l'on passe d'un domaine à un autre, naturellement pour ainsi dire. Ainsi, au chapitre qu'il consacre à la génération et à la corruption chez les animaux, Lulle écrit: " De même que la génération provient de l'association et du mélange des éléments, la corruption provient de leur séparation. De même que la génération se conserve par les opérations de l'appétitive, de la rétentive, de la digestive et de l'expulsive, la corruption provient de la privation de ces mêmes facultés.

Parce que dans l'espèce humaine les quatrièmes degrés de chaud, de sec, d'humide, de froid, passent de la puissance à l'acte et de l'acte à la puissance suivant les différentes complexions des hommes, il t'est révélé que dans le corps humain est engendré un équilibre ou un déséquilibre plus

1. C'est le cas des métaphores 3, 4, 5, 7, 10, 17, 18, 21, 22.

grand que dans tout autre corps. Par suite de son plus grand équilibre il est de toutes les créatures la plus noble; par suite de son plus grand déséquilibre il en est la moins noble, parce que ce déséquilibre révèle le péché originel. Ce même déséquilibre se manifeste après la mort du corps humain. De celui-ci ne peut découler aucune action, de même que des autres corps, bons à l'usage de l'homme."[1]

D'une vue très aristotélicienne, pourrait-on dire, de la génération et de la corruption dans l'espèce huamine, on passe à la notion d'équilibre et de déséquilibre, chère à Hippocrate et à ses successeurs. Mais on passe surtout à des considérations morales et religieuses. De tous les êtres vivants, l'homme est celui qui est capable de réaliser en lui le plus grand équilibre. Comme tel il est la plus noble de toutes les créatures. Il est malheureusement capable aussi de réaliser le plus grand déséquilibre, témoignage de la chute entraînée par le péché originel, et qui se perpétue avec la mort du corps humain, la mort du corps, mais sous-entendu, non de l'âme.

Tel est brièvement présenté un ouvrage qui a permis à son auteur de compter parmi les théoriciens médiévaux de la médecine, et non parmi les moindres, si l'on en juge par son influence au fil des siècles. Antoine Ricard, médecin des rois d'Aragon de 1395 à 1422, en est un des premiers témoins[2]. Au début de XVIe siècle, un ouvrage imprimé à Lyon, inspiré de Lulle, accorde une grande place à sa médecine[3]. A la fin du XVIe siècle, Giordano Bruno prend la défense de la médecine

---

1. Voir ci-dessous, VI, chap. 19, p. 86-87.

2. J.M. Dureau-Lapeyssonnie, *L'oeuvre d'Antoine Ricard, médecin catalan du XVe siècle,* dans Beaujouan, Poulle-Drieux, Dureau-Lapeyssonnie, *Médecine humaine et vétérinaire à la fin du moyen âge*, Paris 1966, p. 171-364.

3. Bernard de Lavinheta, *Explanatio compendiosaque applicatio artis Raymundi Lulli,* Lyon 1523 (rééd. E.-W. Platzeck, Hildelsheim 1975).

lullienne, “médecine véritable”[1]. Au XVIIIe siècle enfin, la médecine lullienne est enseignée à Majorque. A cette époque sont publiées les *Theses hippocratico-galenico-lullisticae*, et quelques années plus tard les *Opera medica*, de Lulle[2], que nous avons citées au début de cette introduction.

Les *Principes de médecine* ont été traduits d’après l’édition latine, de Mayence, qui a fait l’objet d’une réimpression en 1965[3]. Bien que fautive par endroits, elle nous a paru plus sûre que la version catalane publiée récemment[4], à laquelle nous avons eu cependant recours parfois pour élucider quelque point obscur.

Nos remerciements vont à M. Llorenç Pérez Martinez, directeur de la Bibliothèque B. March, à Palma, qui nous a procuré une photocopie de l’édition latine. Que, de son côté, le Père Alexandre-Jean Gondras, Ofm., soit remercié pour l’infinie attention qu’il a portée à notre travail et pour les remarques précieuses dont il nous a fait bénéficier.

---

1. Giordano Bruno, *Medicina lulliana*, dans *Opera latina*, t. III, Florence 1891, p. 571-633. “Intentio nostra est non tam vulgari more principia medicinae, quae praxi proxima sunt, adducere, quam artem Lullii illam generalem ad omnes scientiae et facultates ita limitare et modificare iuxta eius intentiones, ut quilibet facile in verae medicinae totius cognitionem venire possit.” (p. 571).

2. Cristobal Serra, *Theses hippocratico-galenico-lullisticae*, Palma 1742; *Raymundi Lulli Opera medica*, éd. A. Oliver, Palma 1752.

3. *Raymundi Lulli Opera omnia*, éd. I. Salzinger, t. I, Mayence 1721 (réimp. Francfort 1965).

4. *Començaments de medicina*, éd. A. Bonner, *Obres selectes de R.L.*, II, Palma 1989, p. 397-496.

PRINCIPES DE MEDECINE

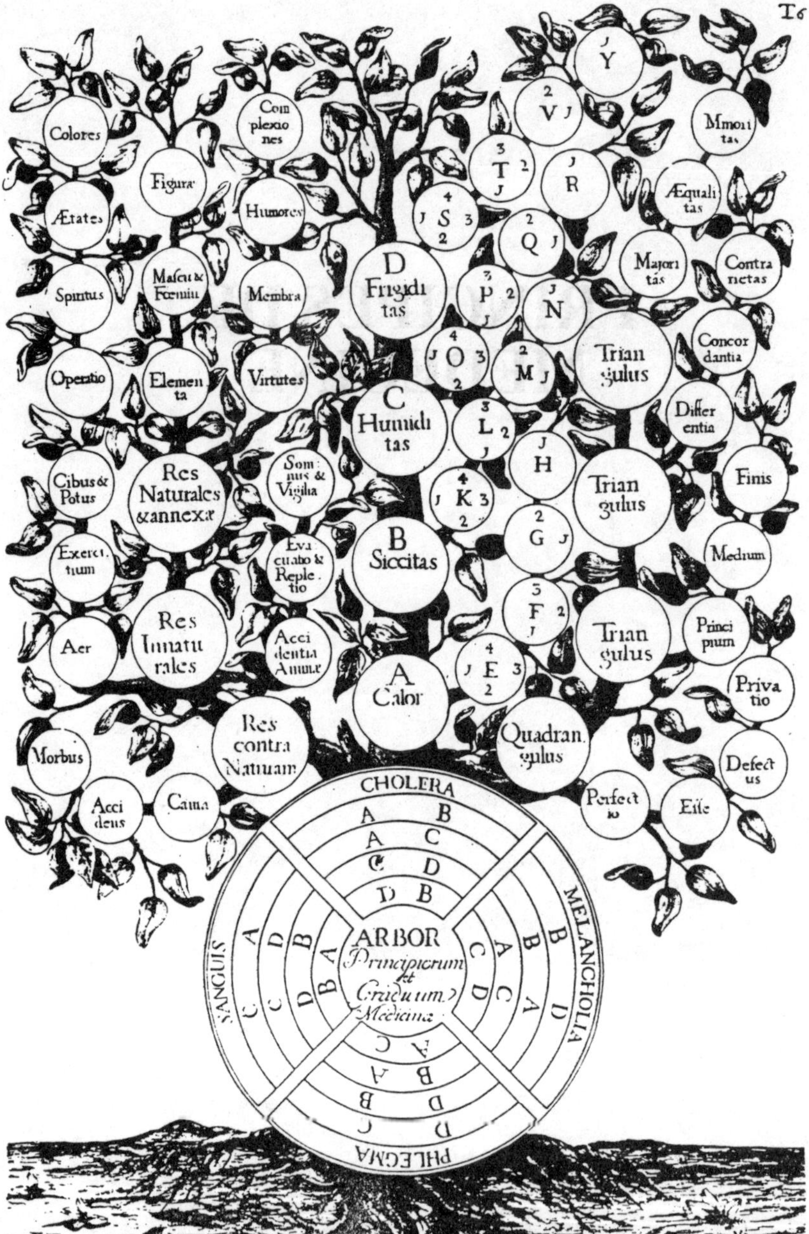

Arbre des principes et des degrés de la médecine

Dieu, souveraine vertu dont toutes les autres vertus reçoivent leur commencement et leur perfection, avec ta grâce et ton aide, pour t'honorer et te servir, commence l'art des *Principes et degrés de la médecine,* par lequel l'entendement humain s'élève à comprendre les secrets médicaux et naturels, en suivant la méthode de l'*Art abrégé de trouver la vérité.*

Prologue

Parce que chaque art a ses principes, nous commençons ce livre des *Principes de médecine,* grâce auxquels nous connaîtrons d'autres principes.

Nous divisons ce livre en dix parties :

I. Disposition de l'ensemble du livre
II. (Mélange des degrés selon) le triangle rouge
III. (Mélange des degrés selon) le triangle vert
IV. (Mélange des degrés selon) le triangle jaune
V. Recherche des degrés
VI. Génération et corruption
VII. Les fièvres
VIII. Les urines
IX. Les pouls
X. Métaphores

I

STRUCTURE DE L'OUVRAGE

Chapitre 1

Structure de l'arbre des principes de médecine

Il est dans la nature de l'entendement de mieux comprendre un art par la vue et par l'ouïe, que par l'ouïe seulement. C'est pourquoi au début de ce livre nous confectionnons un arbre de façon qu'avec les fleurs[1] nous montrions à l'entendement humain la vérité de ce que nous enseignons. Cet arbre est appelé l'arbre des principes de médecine.

La racine de l'arbre est une roue qui comporte des lettres représentant les quatre humeurs. C'est pourquoi elle est divisée en quatre quadrants[2]. Le premier est celui de la bile, le deuxième celui du sang, le troisième celui du flegme, le quatrième celui de la mélancolie[3]. Dans chaque quadrant sont montrés l'opération de l'humeur, l'opération de la fièvre qui naît de cette humeur, le point culminant de la fièvre, les

---

1. L'emploi de l'arbre comme support de notions abstraites est constant chez Lulle, dès ses premiers ouvrages. Dans le *Livre du gentil et des trois sages* (Paris, P.U.F., 1966), figurent cinq arbres dont les fleurs comportent diverses significations.

2. Dans le texte, le mot quadrangulus désigne à la fois un quadrilatère ou quadrangle et le quadrant ou quart de cercle. Il convient de distinguer les deux figures.

3. Dénominations latines des quatre humeurs: *cholera*, *sanguis*, *phlegma* ou *flegma*, *melancholia*. *Cholera* c'est la bile, mais aussi la colère, considérée au moyen âge comme un accident de l'âme (voir ci-dessous, n. 6). Dans son premier sens, *cholera* sera toujours traduit ici par "bile". En revanche, les trois autres humeurs seront le sang, le flegme, la mélancolie, bien que ces deux dernières aient figuré à partir du XVIe siècle sous les noms respectifs de pituite et d'atrabile. Des quatre humeurs découlent quatre tempéraments: colérique (ou bilieux), sanguin, flegmatique, mélancolique (ou atrabilaire).

mélanges des éléments, et tout ce qui est contenu dans les conditions de l'arbre.

Pour établir et montrer ce qui convient à cet art, nous supposons que A est le chaud, B le sec, C l'humide, D le froid[1]. Avec ces lettres nous voulons composer les quadrants de la roue, selon que se mêlent les humeurs, les unes actives, les autres passives. C'est ce que montre cette roue, racine de l'arbre.

De cette racine naissent deux branches. La première est celle des principes de médecine, d'après les anciens médecins qui nous ont précédés. Cette branche comporte trois parties: la première naturelle, la deuxième non-naturelle, la troisième anti-naturelle[2]. La première partie, naturelle, comporte sept fleurs, correspondant à sept choses naturelles: les éléments, les complexions, les humeurs, les membres, les vertus, les opérations, l'esprit. A chacune de ces fleurs correspond en effet l'une de ces choses. A ces fleurs s'en ajoutent quatre autres, qui leur sont rattachées: l'âge, la couleur, la forme, les caractères mâle et femelle. La seconde partie, qui concerne ce qui est non-naturel, comporte six fleurs, auxquelles correspondent six choses, à savoir: l'air, l'exercice, la nourriture et la boisson, la veille et le sommeil, l'expulsion et la rétention, les accidents de l'âme[3], comme la joie, la colère, la tristesse, etc. La troisième partie, qui concerne ce qui est contre nature, comporte trois fleurs, puisque trois choses sont

---

1. Le chaud, le sec, l'humide, le froid sont, respectivement, les qualités du feu, de la terre, de l'air et de l'eau. Ces qualités, toujours désignées dans le texte par A, B, C, D, seront désormais mentionnées en clair dans cette traduction.

2. Ces trois notions: naturelle (*naturalis*), non-naturelle (*innaturalis*), contre nature (*contra naturam*), correspondent aux caractères innés, aux caractères acquis et aux accidents de santé. Voir Lulle, *Doctrine d'enfant* (Paris, Klincksieck, 1969), chap. 78, p. 164-169, et ci-dessous: Autres propos de Lulle sur la médecine, 2.

3. Ces accidents de l'âme, Descartes les nommera “passions de l'âme”.

contre nature, à savoir: la maladie, la cause de la maladie, les symptômes[1] de la maladie. A chacune de ces fleurs correspond en effet l'une de ces choses contre nature.

La seconde branche est nouvellement trouvée et proposée pour exposer méthodiquement et métaphoriquement[2] la première branche. Cette seconde branche comporte deux parties: la première, répartie en chaud, en sec, en humide, en froid; la seconde, répartie en trois triangles tirés de principes de l'*Art abrégé de trouver la vérité* et en un quadrangle de la figure de la prédestination, de ce même *Art*[3]

Le chaud se répartit en quatre degrés[4] désignés par les quatre premiers chiffres arabes[5] , 4, 3, 2, 1. Il en est de même du sec, de l'humide, du froid. Pour montrer ce que sont ces degrés, il convient de choisir seize médecines simples ou herbes, chacune d'elles représentant toutes celles de sa complexion. Chacune de ces seize médecines simples ou de ces seize herbes sera désignée et identifiée par une lettre appropriée et distinctive, pour que l'on puisse se la représenter mieux et plus rapidement. Parmi les lettres utilisées ne doivent

1. Le mot "symptôme" traduit *accidens*. C'est bien de symptôme qu'il s'agit comme cela sera précisé ci-dessous, chap. 5, à propos de l'urine et du pouls, "signes et symptômes".

2. Les notions inscrites sur la première branche peuvent avoir une double explication, méthodique et symbolique. Pour cette dernière, voir ci-dessous, n. 26.

3. Les trois triangles sont tirés de la figure T de l'*Art abrégé de trouver la vérité*. La figure de la prédestination y est dénommée aussi figure X. (Voir Introduction, § 3).

4. Lulle s'appliquera plus loin (Ve partie, chap. 13) à prouver le bien-fondé de cette assertion, valable également pour les trois autres qualités des éléments.

5. Les chiffres "arabes" sont dénommés "figures de l'algorithme" (*figurae Algorithmi*), du nom déformé du mathématicien persan al-Khowarizmi (v. 780-v. 850), qui a introduit la numération hindoue, avec le zéro de position, dans le monde arabe. (Voir G. Ifrah, *Histoire universelle des chiffres*, Paris, Seghers, 1981. Chap. 30. L'origine des chiffres "arabes", p. 453-518). Le témoignage le plus ancien de l'emploi des chiffres "arabes" en Occident date de 976 (*ouv. cité*, p. 504).

figurer ni le I, qui ressemble au premier chiffre arabe, ni le X, parce qu'il serait pris pour le dix[1].

La disposition et la dénomination de ces médecines simples et de ces lettres sont les suivantes :

Nous supposons et nous disons que le E désigne une espèce de médecine simple[2], où le chaud est au quatrième degré, le sec au troisième, l'humide au deuxième, le froid au premier. Nous supposons que le F désigne une autre espèce de médecine simple, où le chaud est au troisième degré, le sec au deuxième, l'humide au premier. Nous supposons que le G désigne une autre espèce de médecine simple, où le chaud est au deuxième degré, le sec au premier. Quant au H, le chaud y est au premier degré.

Nous supposons que le K est une espèce de médecine simple, où le sec est au quatrième degré, le froid au troisième, le chaud au deuxième, l'humide au premier. Nous supposons que le L désigne une autre espèce de simple, où le sec est au troisième degré, le froid au deuxième, le chaud au premier. Le M en désigne une autre espèce, où le sec est au deuxième degré, le froid au premier. Le N en désigne une autre espèce, où le sec est au premier degré.

Nous posons que le O désigne une autre espèce de simple, où l'humide est au quatrième degré, le chaud au troisième, le

1. Le X signifie en effet dix en chiffre romain. Mais Lulle emploie le V qui signifie cinq dans la même numération.

2. Médecine simple (*medicina simplex*), médicament simple ou simple (nom masc.): désignation d'un remède tiré en général, mais non exclusivement, d'une plante médicinale. D'où l'emploi indifférent de termes synonymes: médecine simple, simple, herbe.

froid au deuxième, le sec au premier. Le P désigne une autre espèce de simple, où l'humide est au troisième degré, le chaud au deuxième, le froid au premier. Le Q en désigne une autre espèce, où l'humide est au deuxième degré, le chaud au premier. Le R en désigne une autre espèce, où l'humide est au premier degré.

Le S désigne une autre espèce de simple, où le froid est au quatrième degré, l'humide au troisième, le sec au deuxième, le chaud au premier. Le T désigne une autre espèce de simple, où le froid est au troisième degré, l'humide au deuxième, le sec au premier. Le V en désigne une autre espèce, où le froid est au deuxième degré, l'humide au premier. Le Y en désigne une autre espèce, où le froid est au premier degré.

Cet art découle (de l'emploi) de ces lettres. Qui ne les sait pas ne peut aucunement comprendre l'art.

Chacune de ces lettres doit être une fleur de l'arbre décrit plus haut, de manière que chaque lettre devienne une fleur. Il faut que des couleurs différentes soient appropriées à ces lettres et à leurs degrés, afin que lettres et degrés s'associent pour former des démonstrations. C'est pourquoi nous attribuons la couleur rouge au chaud, aux simples EFGH et aux différents degrés de chaud. Nous attribuons la couleur noire au sec, aux simples KLMN et aux différents degrés de sec. Nous attribuons la couleur bleue à l'humide, aux simples OPQR et aux différents degrés d'humide. Nous attribuons la couleur verte au froid, aux simples STVY et aux différents degrés de froid.

Les triangles et le quadrangle doivent être disposés dans l'arbre, de la manière suivante:

Le triangle rouge comporte trois fleurs: dans l'une s'inscrit le principe, dans une autre le moyen, dans l'autre la fin. Le triangle vert comporte trois autres fleurs: la différence, la concordance, la contrariété. Le triangle jaune comporte trois autres fleurs: dans l'une s'inscrit la supériorité, dans une autre l'égalité, dans la dernière l'infériorité.

Le quadrangle comporte quatre fleurs: l'être, la privation, la perfection, le défaut. Dans l'une d'elles, la perfection s'inscrit en bleu; dans une autre, le défaut s'inscrit en vert; dans une autre, l'être s'inscrit en rouge; dans la dernière la privation s'inscrit en noir.

Qui veut comprendre et savoir cet art doit savoir l'alphabet indiqué plus haut et le garder en mémoire. Il doit même reproduire les fleurs de l'arbre avec leurs inscriptions sur d'autres fleurs, mobiles[1], pour pouvoir les mélanger les unes aux autres, leur donner forme, les augmenter, les diminuer, les égaliser d'une manière raisonnée, afin de montrer comment le médecin doit composer ses médecines.

1. Erreur dans le texte en prétendant transposer des fleurs mobiles sur d'autres fleurs. Ce sont ces dernières qui sont mobiles, pour pouvoir être mélangées.

Chapitre 2

Conditions de l'arbre

Les conditions de l'arbre sont au nombre de six :

1. Si dans un simple E le chaud est au quatrième degré, le sec est au troisième, l'humide au deuxième, le froid au premier. Cela est nécessairement conforme à l'ordre naturel, puisque tout élément a de soi une seule qualité et qu'il en reçoit une autre d'un autre élément. En effet, le feu est chaud par lui-même et reçoit le sec de la terre; l'air est humide par lui-même et reçoit le chaud du feu; l'eau est froide par elle-même et reçoit le froid de l'eau[1]. Puisqu'il en est ainsi, il s'ensuit qu'en tout corps élémenté[2] et dans toute complexion, l'une des quatre qualités est supérieure aux autres et les domine. S'il n'en était pas ainsi, il s'ensuivrait qu'un élément n'aurait pas plus une intention pour lui-même[3] que les autres. C'est pourquoi, qui voudrait contester la condition indiquée ci-dessus, contesterait les principes naturels et ne serait pas digne d'affirmer les principes de la médecine. Par l'exemple cité plus haut, où le chaud et les autres principes naturels se répartissent par degrés dans le simple E, on peut savoir aussi comment les degrés peuvent se retrouver dans les autres médecines, ou les lettres qui représentent les autres complexions ou dans lesquelles les autres qualités dominent.

1. Voir ci-dessous, Ve partie, chap. 13 début.

2. Tout corps naturel comporte les quatre éléments. C'est pourquoi il est dit élémenté.

3. Chaque élément a sa propre intention, c'est-à-dire sa propre finalité.

2. Les degrés intelligibles et non-sensibles[1], afin que soient comprises, en médecine, les qualités sans degrés, non-sensibles. Ainsi, dans le simple H les degrés du sec, de l'humide, du froid ne sont pas sensibles[2]. Il faut donc mélanger le simple H au simple F. Par ce mélange, le troisième degré de F devient le quatrième degré et le premier degré de H devient le deuxième degré[3].

3. Le quadrangle doit répondre à deux conditions. La première est que l'être et la perfection s'accordent avec la supériorité, la privation et le défaut avec l'infériorité. La seconde condition est que s'accordent l'être et la moindre imperfection, comme la privation et l'imperfection majeure.

4. Degrés et triangles se conforment au quadrangle, et tous ensemble se conforment à l'ordre de la racine de l'arbre. A cet ordre sont soumises la première branche et ses fleurs.

5. Les dix parties de ce livre sont conformes à la disposition de l'arbre et aux conditions indiquées ci-dessus.

6. Sache toujours parfaitement ce que sont la première intention et la seconde, pour que tu saches comment chacun des éléments a la première intention envers lui-même et la

---

1. Ces degrés intelligibles et non-sensibles (*insensibiles*) sont souvent appelés "points" (*puncta*), pour les distinguer des degrés (sensibles) dont il vient d'être question. Ces degrés intelligibles sont des fractions de degré sensible: quart, demi, trois quarts. Quatre degrés intelligibles font un degré sensible.

2. Dans le simple H, seul le chaud est à un degré sensible. Le sec y est crédité de trois degrés intelligibles, l'humide de deux, le froid d'un.

3. Explication plausible: le simple F a trois qualités sous la forme de degrés sensibles, le chaud, le sec, l'humide. Quant au froid, il y est crédité de trois quarts de degré sensible. Par son mélange avec F, à ces trois quarts s'ajoute un quart de degré de froid de H, ce qui rend sensible un nouveau degré. A l'inverse, en H seul le chaud est d'un degré sensible, tandis que le sec est crédité de trois quarts de degré. Par son mélange avec F, ces trois quarts deviennent un degré sensible, et H a alors deux degrés sensibles au lieu d'un.

seconde en un autre. La première intention correspond à la cause finale, la seconde à la cause matérielle et autres choses semblables. Ainsi en est-il lorsque dans le simple E le chaud, dont la première intention est de détruire le froid, se donne selon la seconde intention à l'humide, pour que le froid, en recevant l'humide, reçoive en même temps le chaud, qui détruit le sujet du froid[1]. Il en est de même avec les autres éléments. Si tu comprends bien cela, tu comprendras comment le quatrième degré est dans n'importe quelle chose en première intention, et le troisième en seconde intention, comment le troisième degré est en première intention, le deuxième en seconde intention, et comment le deuxième degré est en première intention et le premier en seconde intention.

---

1. La première intention, c'est la cause finale, la finalité. Celle du feu est de détruire l'eau, à laquelle il s'oppose. La seconde intention est au service de la première, elle est son instrument matériel. Ainsi, le feu donne une partie de son chaud à l'air, pour que celui-ci détruise l'eau, "sujet du froid".

Chapitre 3

Pourquoi degrés et triangles figurent dans ce livre

Parce que la médecine a pour but de conserver la santé[1] du corps humain et de détruire la maladie, et parce que les remèdes et les herbes, qui sont ses instruments, ont des degrés selon la disposition des triangles, il convient que le médecin sache, par des mélanges de médecines simples et d'herbes, accroître, diminuer, équilibrer les degrés les uns avec les autres. Il faut qu'il sache connaître le principe, le moyen et la fin des degrés, qu'il sache distinguer, accorder et opposer les degrés entre eux, de telle manière que son oeuvre artificielle et l'oeuvre naturelle s'associent et s'accordent pour conserver la santé et détruire la maladie.

De même que le marteau et les tenailles sont les instruments de l'art de la forge, les degrés et les triangles sont les instruments de la médecine. Et de même que le corps humain est le sujet de la médecine, les degrés du chaud, du sec, de l'humide et du froid sont les sujets et la matière de l'art des triangles. Ces triangles meuvent artificiellement les degrés vers la cause finale, comme la nature[2] meut naturellement les

1. Arnaud de Villeneuve a écrit sur ce problème *De regimine sanitatis; De conservatione sanitatis regis Aragoniae*; *De conservanda iuventute et retardanda senectute* (*Opera omnia*, Bâle, 1585).

2. La nature, comme il est dit dans le texte catalan (*Obres selectes,* éd. A. Bonner, II, p. 416) et non la matière (*materia*), comme il est dit dans le texte latin. La matière, toujours passive, ne peut mouvoir les formes, puisqu'elle-même est mue par elles.

formes de la puissance à l'acte vers la cause finale. C'est pourquoi dans cet art il convient que nous recherchions grâce aux triangles les degrés des remèdes, pour faire disparaître les pratiques douteuses et contradictoires; il faut que les degrés soient conformes aux triangles, et vice-versa.

Chapitre 4

Pourquoi quadrangle, racine de l'arbre, génération et corruption figurent dans ce livre

Puisque le médecin tend toujours à perfectionner l'être, parce que le défaut et la privation s'opposent à ce but, et parce que l'être et la perfection s'accordent avec la génération, tandis que la privation et le défaut s'accordent avec la corruption, le quadrangle figure dans cet art, pour que le médecin puisse rechercher et trouver les degrés et les triangles, selon la disposition de la racine de l'arbre.

La racine de l'arbre est composée du chaud, du sec, de l'humide et du froid, pour montrer comment les humeurs se mélangent dans la maladie, selon leur action et leur passion. Il est en effet une façon dans le mélange de l'humeur, qui se gâte par la bile, il en est une autre dans le mélange de l'humeur, qui se gâte par le sang, il en est une autre dans le mélange de l'humeur, qui se gâte par le flegme, il en est une autre dans le mélange de l'humeur, qui se gâte par la mélancolie. C'est pourquoi tu peux savoir comment, avec l'aide du quadrangle et des degrés, les humeurs se mélangent dans les quatre quadrants de la racine, quel jour l'accès de fièvre doit être le plus fort, ou, ce qui revient au même, à son paroxysme, vers quoi tendent les humeurs, comment la nature et la maladie s'opposent l'une à l'autre et se combattent, et comment les humeurs tendent à se régénérer ou au contraire à se corrompre.

Chapitre 5

Pourquoi il est traité des fièvres, des urines, du pouls et des métaphores

Parce que la fièvre est la maladie la plus générale, parce que ce livre est bref pour que les étudiants pauvres qui, à cause de leur pauvreté, ont du mal à poursuivre les études de médecine, puissent en terminer rapidement avec ce travail, et parce que les principes universels sont les fondements et les démonstrations des principes particuliers, nous traitons seulement des fièvres et non des autres maladies en général. Nous omettons de parler des autres maladies pour ne pas allonger ce livre, et parce que, grâce à un principe on en connaît un autre, et grâce à ce livre tu peux facilement descendre de l'universel au particulier.

Parce que, par les symptômes le médecin connaît la cause de la maladie, et par la cause connaît la maladie, nous traitons du pouls et des urines[1], signes et symptômes qui montrent la cause de la maladie. Il convient que, selon les causes et les symptômes, les triangles et les degrés (des simples) tendent à détruire la maladie par les différentes vertus et opérations des herbes et des remèdes contraires à la cause de la maladie. De même que l'urine, le pouls[2] est le symptôme et le signe par

1. Dans le texte, interpolation de *metaphora*, avant *de pulsibus et de urinis*. La métaphore n'a pas sa place ici, Lulle va en parler longuement à partir du paragraphe suivant.

2. Même remarque qu'à la note précédente. Ici, la métaphore suit l'urine et le pouls.

lequel la cause de la maladie se manifeste, les triangles, les degrés et les vertus des herbes et des remèdes sont des symptômes et des signes par lesquels la cause de la santé se manifeste, selon l'ordonnance des degrés et des triangles, et en respectant les conditions de l'arbre.

D'autre part, nous traitons de la métaphore[1] dans ce livre pour avoir une méthode d'élever l'entendement dans cet art et dans d'autres. En effet, par métaphore, l'entendement est plus apte à comprendre, parce qu'il se tourne en même temps vers des idées différentes. Dans ce livre la première branche de l'arbre est comprise métaphoriquement selon la seconde, pour que les étudiants en médecine et en d'autres disciplines puissent avoir, grâce à la seconde branche, dans l'entendement et la mémoire ce qu'ils ont déjà entendu et appris de la première branche par les auteurs de livres de médecine.

De plus, parce que la métaphore est le lien et le noeud de l'opération des trois facultés de l'âme, qui tendent vers une même fin en se souvenant, en comprenant et en aimant[2], et cela par le grand renforcement de l'entendement lorsque, en entendant une chose il en comprend une autre, la métaphore figure dans ce livre, afin que, par ce qui est dit des degrés, des triangles, etc., on puisse mieux comprendre d'autres notions du domaine de la théologie, du droit, de la philosophie naturelle et des autres sciences, par lesquelles l'entendement s'élève à comprendre. Pour que tu comprennes mieux cela, nous voulons te donner rapidement un exemple emprunté à la médecine.

---

1. La métaphore, qui va occuper le reste du chapitre, fera l'objet de trente rubriques dans la dixième et dernière partie de l'ouvrage.

2. Les trois facultés de l'âme sont la mémoire, qui se souvient, l'entendement, qui comprend, la volonté, qui veut ou qui aime.

Tu vois que l'aimant attire le fer. Sais-tu pourquoi? Parce que dans l'aimant la terre est plus proche de sa simplicité que dans le fer ou dans une autre espèce de corps, et que le fer contient plus de terre que tout autre élément. C'est pourquoi la terre qui se trouve dans le fer même tend vers la simplicité qu'elle a dans l'aimant. Cela t'est manifesté pour que tu élèves métaphoriquement ton entendement afin de comprendre comment et pourquoi la scammonée[1], dans laquelle le chaud et le sec prédominent, attire et purge la bile. Cependant, je veux t'en donner rapidement la raison. En effet, la bile en excès dans le corps tend vers la scammonée absorbée, et la scammonée tend vers la bile. Elles font cela pour rechercher le point simple dont nous parlons dans les IIe et VIe parties du livre[2]. Et parce que la bile se décompose et se sépare de la faculté végétative, et que la scammonée ne s'associe pas à la végétative, la nature ne peut supporter la simplicité des deux points simples qui s'unissent dans le chaud et le sec; elle chasse et expulse en même temps la bile et la scammonée. Si, par l'aimant et le fer, tu sais comprendre cette image, tu sais élever ton entendement par métaphore.

L'ipomée[3], dans laquelle le chaud et le sec prédominent, purge son contraire. Sais-tu pourquoi? Parce que le chaud et le sec de l'ipomée tirent à eux le chaud et le sec associés au

1. La scammonée (*convolvulus scammonia*) est une plante de la famille des liserons (*convolvulacées)*, originaire d'Asie. Sa racine broyée était employée comme purgatif. Avicenne (*Canon,* I, p. 394) et Matthaeus Platearius (*Livre des simples médecines,* p. 69-72), auteurs cités par Lulle au chap. 14, en donnent chacun une description. La scammonée est appelée aussi diagrède.

2. Voir ci-dessous, II, chap. 8; VI, chap. 17. Au lieu de *secunda*, le texte porte par erreur *quinta.*

3. L'ipomée (ipomaea turpethum) est, elle aussi, une convolvulacée originaire d'Asie. Sa racine broyée était également employée comme purgatif. Avicenne (*Canon*, I, p. 405) et M. Platearius (*L. des simples médecines*, p. 191) en donnent une description.

flegme. C'est pourquoi le flegme se décompose, se détruit et se rapproche de la simplicité en s'éloignant du chaud et du sec. Parce que la nature n'aime pas la destruction d'humeurs modérées, et ne veut pas supporter en elle la discordance d'humeurs dissoutes, elle chasse le flegme dissous hors d'elle, et retient ce qu'elle peut du chaud et du sec pour fortifier ce que l'excès de froid et d'humide détruisait avant que l'ipomée ne les expulse. Par cet exemple emprunté à la médecine, on peut, par métaphore, comprendre en théologie que la vertu se situe au milieu de deux extrêmes[1], le vice aux extrêmes mêmes.

Plus grand est le nombre qui résulte de plusieurs additions, (et plus difficile il est à concevoir)[2]. Cette métaphore peut en signifier une autre en médecine, à savoir que plus le médecin mélange de médecines simples pour confectionner un breuvage, et moins[3] sûrement il peut agir.

Semblablement, cette métaphore médicale en signifie une autre en droit civil, à savoir que, lorsque le juge veut accorder plusieurs lois et plusieurs cas à une même fin, et plus difficilement cette fin peut être atteinte.

Cette métaphore de droit en signifie une autre en science naturelle, à savoir que plus le chaud, le sec, l'humide et le froid se diversifient en différentes espèces, en montrant les couleurs qu'ils engendrent, et plus ils refusent que la couleur soit dans les éléments simples.

---

1. Pour Aristote (*Ethique à Nocomaque*, II, 5, 1106a), la vertu, juste milieu entre deux extrêmes, désigne l'excellence en toute sorte d'être, d'acte ou de fonction.

2. Membre de phrase absent du texte latin. Traduction du catalan (*Obres selectes*, II, p. 418).

3. Moins (*menys*), selon le texte catalan (*ouv. cité, ibid.*), et non "plus" (*magis*), selon le texte latin, ce qui est absurde et démenti par la suite des exemples cités.

De degré en degré, d'exemple en exemple, d'un principe à un autre, je pourrais parler longuement de la métaphore. Nous en parlerons plus longuement dans la dernière partie du livre. L'efficacité de cet art se manifeste surtout par métaphore, et cela parce que les éléments et les sciences universelles cachent et révèlent très subtilement leurs secrets et leurs opérations à l'entendement. A cause de cette obscurité, l'entendement doit s'élever à comprendre métaphoriquement, pour que ces secrets lui soient révélés, et pour que, grâce à un entendement élevé, l'homme sache poser des questions et y répondre.

II

MÉLANGE DES DEGRÉS SELON LE TRIANGLE ROUGE

Chapitre 6

Principe

Le simple E. Puisque cette deuxième partie concerne, comme il a été dit plus haut, le triangle rouge, composé du principe, du moyen et de la fin, et que le principe précède la fin dans toutes les réflexions, nous parlerons d'abord du simple E en prenant l'exemple du principe.

Dans le simple E, le chaud est le principe du sec et de l'humide, par manière d'opération, en recevant du sec et en se donnant à l'humide. Le sec et l'humide y sont les principes du froid, par manière d'opération et de soutien: par opération, en tant que l'humide se donne au froid, tandis que le sec reçoit le froid; par soutien, parce que le sec et l'humide aident le froid contre le chaud. Parce que dans le simple E le chaud s'accorde avec le supérieur, en tant qu'il est au quatrième degré, il doit être le principe du sec, qui est au troisième degré, et de l'humide, qui est au deuxième degré. Il ne peut en revanche être le principe du froid, son contraire, dont les principes sont le sec et l'humide. Si le froid était en E le principe du sec, alors le plus grand, c'est-à-dire le chaud, serait causé par le plus petit, le froid, ce qui est impossible et contraire aux conditions de l'arbre[1].

---

1. Par principe il faut comprendre le fondement d'une relation privilégiée entre le supérieur et l'inférieur. Dans un même simple, en E par exemple, cette relation existe entre la qualité qui est au plus haut degré (ici le chaud) et deux des trois autres, celle qui la précède (le sec) et celle qui la suit (l'humide). En revanche, comme il y a antagonisme entre le chaud et le froid, le premier ne peut être le principe du second, et celui-ci, bien qu'il entretienne des relations privilégiées avec le sec et l'humide, ne peut être leur principe, puisqu'il leur est inférieur en degré.

Mélange EF. Lorsqu'on mélange les simples E et F, le quatrième degré (de chaud) de E[1] est le principe du troisième degré (de chaud) de F, le troisième degré (de sec) de E est le principe du deuxième degré (de sec) de F, le deuxième degré (d'humide) de E est le principe du premier degré (d'humide) de F, et le premier degré (de froid) de E est intelligiblement le principe d'une fraction de degré de froid de F. Mais, parce que le froid de F ne suffit pas à former un degré (sensible), il ne peut, d'une manière sensible, dépendre d'un principe quelconque. Si tu veux donc faire un principe sensible d'un principe intelligible, ajoute aux simples E et F le simple H, pour que le mélange FH soit égal à E, où le froid a un principe sensible[2].

Mélange EG. Dans le mélange des simples E et G, le chaud de E est le principe du chaud de G, mais l'humide de E ne peut être le principe sensible de l'humide de G, si tu n'ajoutes pas un simple H[3]. Si, au mélange EG tu ajoutes H, il faut, selon les conditions du quadrangle, que le chaud de E soit le principe du chaud de EGH[4]. En effet, il convient que la force la plus grande soit le principe de la plus petite.

Mélange EH. Lorsqu'on associe le simple H au simple E, alors le chaud de E est le principe du chaud de H. Ce chaud de

---

1. Les qualités entre parenthèses ne figurent pas dans le texte. Elles permettent de voir que dans un mélange de deux ou de plusieurs simples, la qualité qui est à un degré supérieur est le principe de la même qualité, de degré inférieur.

2. Dans le simple F, le froid est crédité de trois quarts de degré sensible, soit de trois points. Dans le simple H, il est crédité d'un point, qui, ajouté aux trois premiers, donne un degré sensible, l'équivalent du degré de froid du simple E.

3. Dans le simple G, l'humide est crédité de trois points. L'addition du simple H lui permet d'être d'un degré sensible et d'avoir pour principe l'humide de E. C'est par erreur qu'il est dit dans le texte d'ajouter F ou H, puis F et H.

4. Il faut lire EGH, et non FGH comme dans le texte. Dans le mélange EGH, le chaud, au quatrième degré en E, l'est au troisième en GH. Le chaud de E est donc bien le principe du chaud de G et de H.

H est en si petite quantité qu'il ne peut être le principe d'un degré sensible, sans le mélange d'un autre simple de la même qualité et de la même complexion.

Mélange EK. Dans le mélange des simples E et K, le quatrième degré (de chaud) de E est le principe du deuxième degré (de chaud) de K, le quatrième degré (de sec) de K est le principe du troisième degré (de sec) de E, le deuxième degré (d'humide) de E est le principe du premier degré (d'humide) de K, et le troisième degré (de froid) de K est le principe du premier degré (de froid) de E[1]. Cela doit être ainsi selon les conditions de l'arbre, et il en est ainsi, parce que chaque degré supérieur convertit en l'espèce supérieure son degré semblable en qualité ou en humeur. Par cette propriété, certaines complexions et qualités se convertissent en d'autres.

Mélanges EL, EM, EN. D'après ce qui vient d'être montré, qu'il existe un principe entre les simples E et K, tu peux comprendre le principe qui existe entre les simples E et L, E et M, E et N. Parce que cette règle suffit comme principe pour connaître d'autres principes, et parce que nous composons cet art aussi brièvement que nous pouvons, nous ne voulons plus parler de principe entre E et L, (E et M), (E et N), dans ce chapitre.

Mélange EO. Lorsqu'on associe et mélange les simples E et O, le quatrième degré (de chaud) de E est le principe du troisième degré (de chaud) de O, le quatrième degré (d'humide) de O est le principe du deuxième degré (d'humide) de E, le troisième degré (de sec) de E est le principe du

1. Dans le mélange de simples d'espèces différentes, la relation de principe donne lieu à un chassé-croisé: ce qui est d'un degré supérieur en simple de la première espèce ne l'est pas forcément en K, en O ou en S (simples des trois autres espèces).

premier degré (de sec) de O, et le deuxième degré (froid) de O est le principe du premier degré (de froid) de E. Parce que chaque principe convertit en lui-même la qualité de sa cause, nous disons que certains principes posent dans d'autres leurs forces et leurs opérations, comme il convient, et que, en détruisant une espèce, ils engendrent une autre espèce dans laquelle ils s'associent et s'accordent réciproquement.

La nature, la règle, la disposition et la condition de cet art abrégé veulent qu'un principe s'applique à d'autres principes. C'est pourquoi, par l'exemple que nous venons de donner des principes dans le mélange EO, on peut avoir une indication sur les principes des mélanges des simples E, P, Q, R, en suivant la méthode des principes indiqués ci-dessus.

Mélange ES. Dans l'association des simples E et S, le quatrième degré (de chaud) de E est le principe du premier degré (de chaud) de S, le quatrième degré (de froid) de S est le principe du premier degré (de froid) de E, le troisième degré (de sec) de E est le principe du deuxième degré (de sec) de S, le troisième degré (d'humide) de S est le principe du deuxième degré (d'humide) de E. Parce que le chaud et le froid sont opposés, les principes de E et S s'opposent mutuellement. Cette opposition fait que les principes du sec, de l'humide et du chaud en S s'opposent aux principes du sec, de l'humide et du froid en E, parce que chaque principe au troisième, au deuxième et au premier degré s'accorde mieux avec l'espèce au quatrième degré. Et parce que tous ces principes s'opposent les uns aux autres selon la première et la seconde intention, il y a dans le mélange ES une opposition de principes plus grande que dans n'importe quel autre principe naturel. C'est pourquoi le sujet composé de tels principes est moins durable qu'un autre.

D'après ce qui est montré ci-dessus dans l'association des

simples E et S, on peut comprendre ce que sont les principes dans l'association des simples E, T, V, Y. Et parce que nous avons donné en exemple les principes de E et K, de O et P, tu peux comprendre le principe de K, O et P, de O et P, et vice-versa, car tous ces principes suivent la méthode et la règle de ceux énoncés plus haut.

Nous avons parlé des principes des quatrième, troisième, deuxième et premier degrés. Par ce que nous avons dit, on peut connaître les principes de tous les triangles du quadrangle et des fleurs de la seconde branche, suivant les conditions de l'arbre.

Chapitre 7

Moyen

Le simple E

Selon l'ordre de la nature, la matière simple du feu et la matière simple de la terre sont les moyens d'associer le chaud et le sec[1] dans le simple E. C'est pourquoi, la matière du feu et la matière de la terre se mélangeant, le feu doit être de complexion[2] chaude et sèche, dans laquelle n'interviennent ni l'humide ni le froid, ni leurs matières, parce que le chaud et le froid, l'humide et le sec sont respectivement opposés l'un à l'autre. Si l'humide et le froid intervenaient dans l'association du chaud et du sec, le contraire serait cause et principe de son contraire, ce qui est impossible, contre l'ordre de la nature et contre les conditions du quadrangle et des triangles.

Ce qui permet d'équilibrer l'association du chaud et de l'humide en E et ce qui lui sert d'intermédiaire, c'est la matière du feu et la matière de l'air qui s'associent par la convenance du chaud et de l'humide. C'est pourquoi l'humide[3] doit être de complexion humide et chaude. A cet équilibre et à cet intermédiaire s'opposent l'équilibre et l'intermédiaire entre le sec et le froid.

---

1. A la matière simple du feu correspond sa qualité propre, le chaud. A la matière simple de la terre correspond le sec. En prenant une partie de ce sec, le feu ajoute à sa qualité propre une qualité appropriée.

2. Qualité et complexion sont souvent employés comme synonymes dans ce texte. Cependant ici, c'est "complexion" qui convient, employé d'ailleurs par la suite.

3. C'est-à-dire l'air, dont la qualité propre est l'humide, la qualité appropriée le chaud.

L'intermédiaire par lequel s'établit l'équilibre entre l'humide et le froid en E, ce sont les matières simples de l'air et de l'eau qui se mélangent par suite de la concordance entre l'humide et le froid. C'est pourquoi ce froid[1] doit être de complexion froide et humide, complexion à laquelle s'oppose la concordance du chaud et du sec.

L'intermédiaire entre le froid et le sec en E, ce sont les matières de l'eau et de la terre qui se mélangent par suite de la concordance entre le froid et le sec. C'est pourquoi le sec[2] devient de complexion sèche et froide.

En trouvant les intermédiaires indiqués ci-dessus, est manifesté le secret de la matière originelle[3], puissance à être le sujet de ces intermédiaires. Cette matière originelle est d'une manière complexe le sujet des intermédiaires réunis en elle, et distincts par leurs qualités, c'est-à-dire par leurs complexions concordantes et contraires. Le simple E est composé de tout l'ensemble, dans lequel s'associent et s'accordent intermédiaires et qualités indiqués ci-dessus.

La matière originelle est puissance de la matière du chaud, du sec, de l'humide, du froid; elle est diverse en tant qu'elle est générale et universelle. Les sujets du chaud, du sec, de l'humide et du froid sont particuliers et spéciaux; ils sont universels et généraux, particuliers aux individus des espèces naturelles conservées dans leurs individus engendrables et corruptibles. Ainsi n'est révélé comment les quatre éléments

1. C'est-à-dire l'eau, dont la qualité propre est le froid, la qualité appropriée l'humide.
2. C'est-à-dire la terre, dont la qualité propre est le sec, la qualité appropriée le froid.
3. Matière originelle (*ordinalis*) ou première (*prima*). C'est aussi la matière simple (*simplex*) dont il vient d'être question.

sont intermédiaires entre la matière originelle première et les individus des différentes espèces.

Mélange EF. Lorsqu'on fait un mélange de simples E et F dans une décoction ou un électuaire[1], la matière du chaud de E et la matière du chaud de F s'associent et se mélangent avant les autres intermédiaires, parce que le quatrième et le troisième degré (de chaud et de sec) sont dans la décoction en plus grande quantité que le deuxième et le premier degré (d'humide et de froid). Parce que la forme du chaud et celle du sec sont avant et ont en E et F plus de matière que la forme de l'humide et celle du froid, la forme mineure est passive sous la forme majeure, et la qualité est estimée et désignée par la forme majeure, plus proche de l'agent et de la cause finale que la forme mineure, elle-même plus proche du non-être, de la privation et du défaut que la forme majeure.

Selon ce principe, tu peux connaître l'intermédiaire dans les principes du mélange des simples E, G, H. Par cette connaissance des intermédiaires dans les espèces de simples chauds, tu peux connaître l'opération naturelle, dont l'opération médicale est l'instrument, si toi, médecin, tu sais suivre les conditions de l'arbre.

Mélange EK. Lorsque l'on confectionne une décoction avec un mélange de simples E et K, la matière du quatrième degré (de chaud) de E et celle du deuxième degré (de chaud) de K sont moyens et sujets. En effet, en E et en K le chaud et le sec s'accordent grandement. Il en est de même de la matière du

---

1. Une décoction est le produit de l'opération qui "consiste à faire bouillir, dans un liquide, des substances médicamenteuses dont on veut extraire les principes solubles." (Littré). Un électuaire est un "médicament fait de poudres composées et aussi de pulpes et d'extraits, avec des sirops à base de sucre ou de miel."(Littré).

quatrième degré(de sec) de K et du troisième degré (de sec) de E. C'est pourquoi le chaud et le sec s'associent, avant que ne s'associent le chaud et l'humide, l'humide et le froid, le froid et le sec, et sous la forme du chaud et du sec, sont ces formes, c'est-à-dire celles du chaud et de l'humide, de l'humide et du froid, du froid et du sec[1].

D'après l'exemple qui t'est donné sur les moyens dans le mélange de E et K, on peut comprendre ce que sont les moyens dans les mélanges de E, L, M, N. Par les moyens connus entre le chaud et le sec, tu peux connaître les maladies, leur curabilité ou leur incurabilité, suivant les conditions de l'arbre. Si, en effet, tu oeuvres contre ces conditions, tout cet art te sera contraire, et par là même tu seras contraire à l'art de la médecine et à la philosophie naturelle[2], dont la médecine est la fille.

Mélange EO. Dans le triangle rouge il y a trois espèces de moyens, à savoir: moyen d'union, moyen de mesure, milieu entre deux extrêmes, comme il est dit dans l'*Art abrégé de trouver la vérité*[3]. Ici nous considérons surtout le moyen de la première espèce, c'est-à-dire le moyen d'unir deux choses différentes. Comme nous avons montré que la matière première est le moyen par lequel des qualités s'accordent,

---

1. Primauté du feu, chaud et sec, sur les trois autres éléments. Cela s'explique par le fait que, selon Aristote (*De la génération et de la corruption*, II, 2: 329b), le chaud et le sec sont des qualités actives, tandis que l'humide et le froid sont des qualités passives. Dans ces conditions, seul le feu est véritablement actif; la terre et l'air sont mi-actifs, mi-passifs; l'eau est totalement passive. Ces trois derniers éléments sont donc sous la dépendance du feu.

2. Philosophie naturelle: par cette expression (*philosophia naturalis*), on entendait la partie du savoir qui avait pour objet la nature, c'est-à-dire le monde matériel. D'où le nom de natures (*naturae)* qu'elle porte dans le texte.

3. Selon l'*Art abrégé de trouver la vérité* (I, 1: *Opera omnia*, I, p. 3), il existe trois espèces de moyen: le moyen qui unit (*medium conjunctionis*); le moyen comme mesure (*m. mensurationis*); le moyen comme milieu entre deux extrêmes (*m. extremitatum*). Ce dernier est utilisé ci-dessous.

lorsque deux qualités dominent dans une herbe ou une médecine simple, leur concordance est le moyen d'associer des matières simples, différentes, pour former une matière composée. Cela tu peux le comprendre dans les mélanges de E avec O, P, Q, R, comme tu l'as compris dans les mélanges de E avec F, G, H, K.

Mélange ES. Si tu associes et mélanges les simples E et S, les qualités qui s'opposent au quatrième degré s'équilibrent en contrariété[1]. Mais la qualité au troisième degré en E s'accorde avec celle au deuxième degré en S; celle au troisième degré en S s'accorde avec celle au deuxième degré en E; celle au quatrième degré en E s'accorde avec celle au premier degré en S; de même la qualité au quatrième degré en S s'accorde avec celle au premier degré en E[2]. Il en est de même de l'opposition entre le sec de E et l'humide de S[3]. C'est pourquoi il est un moyen qui convient mieux par sa modération et son être au milieu de deux extrêmes opposés et de deux extrêmes concordants, que tout autre moyen de chaud et de sec, de froid et de sec, de chaud et d'humide, d'humide et de froid. Il en est de même avec le mélange KO. Cette seconde espèce de moyen[4] ressemble, par son équilibre et son éloignement égal des deux extrêmes, à la vertu, milieu entre deux vices[5]. Puisqu'il en est ainsi, selon les conditions de l'arbre, tu pourras connaître le milieu de cette espèce, conserver la santé dans cette espèce et anéantir la maladie, si tu sais amener ce milieu de la puissance à l'acte.

---

1. Ce sont le chaud de E et le froid de S, tous deux au quatrième degré.
2. Ce sont successivement le sec, l'humide, le chaud et le froid.
3. En E, le sec est au troisième degré; en S, c'est l'humide qui est au troisième degré. Tout comme le chaud et le froid, le sec et l'humide s'opposent et s'équilibrent.
4. C'est-à-dire en fait la troisième espèce de moyen, comme il est précisé plus bas.
5. Voir ci-dessus, Ière partie, note 1, p. 60.

Si tu mélanges les simples E et T, E et V, ou E et Y, alors le chaud, milieu entre deux extrêmes, sera meilleur que lorsqu'il est milieu entre deux extrêmes dans le mélange des simples E et S. Il en est ainsi parce que le chaud aura un chaud et un sec plus importants que lorsque S est mélangé à E. Il en est de même avec le mélange des simples K et O. Cette espèce de moyen, troisième espèce dans l'*Art abrégé de trouver la vérité*, convient à une ligne, à l'évolution d'une fièvre ou d'une autre maladie. Tu peux accroître ou diminuer cette espèce de moyen, si tu sais associer et répartir les fleurs de l'arbre selon ses conditions.

Cette espèce de moyen, compris dans l'espace entre deux extrêmités, s'accorde avec la décoction et la maladie, comme la force et la substance de la décoction s'accordent, lorsque celle-ci parvient au lieu de l'affection, tout comme l'air illuminé entre l'espace qui va des yeux à l'objet, fait que les yeux peuvent voir l'objet. Si tu sais bien cet art, tu pourras ordonner si bien le moyen selon l'équilibre des fleurs de l'arbre, que la force et la matière de la décoction pourront passer en plus grande quantité dans les lieux où est l'affection. Cela t'est montré et parfaitement expliqué dans ce livre.

Chapitre 8

Fin

Le simple E

D'après ce que nous avons montré dans l'*Art abrégé de trouver la vérité*, il y a trois espèces de fins, à savoir comme privation, comme terme, comme cause finale[1]. Dans ce livre nous considérons surtout la cause finale. C'est pourquoi nous disons que dans le simple E le quatrième degré (de chaud) existe selon la cause finale, que le troisième degré (de sec), le deuxième (d'humide) et le premier (de froid) sont en E selon la cause matérielle. Parmi les troisième, deuxième et premier degrés, le sec qui existe en E tend (cependant) vers la forme, alors que l'humide et le froid tendent vers la matière. Il en est ainsi parce que certains degrés[2] sont plus importants et plus nobles que d'autres dans une même espèce de simple. Parce que, dans le simple E, le feu tend plus vers la cause finale que les autres éléments, est révélé à l'entendement humain l'agent naturel, c'est-à-dire le point simple, dont nous parlerons dans la sixième partie[3]. Ce point, dans le simple E, meut, par génération, la forme de la puissance à l'acte, et, par

1. Selon l'*Art abrégé de trouver la vérité* (I, 1: *Opera omnia,* I, p. 3), il existe trois espèces de fin: *finis privationis, f. terminationis, f. perfectionis.* La fin de perfection c'est la finalité d'un être, désignée dans ce chapitre sous les noms de *causa finalis, intentio finalis.*

2. Il est question de degrés, mais en réalité c'est plutôt de qualités qu'il s'agit. On sait en effet que deux d'entre elles, le chaud et le sec, son actives, donc plus importantes et plus nobles que les deux autres, le froid et l'humide, toutes deux passives. Voir ci-dessus, note 1, p. 73.

3. *Punctum simplex*: voir ci-dessous, VI, chap. 17. Le latin renvoie par erreur aux Ve et VIe parties.

corruption, de l'acte à la privation. Cet agent naturel est le feu qui désire naturellement que sa matière et sa forme simples aient une union simple, un corps simple, sans le concours d'un autre élément. Parce que le feu est plus proche de ce qui se meut en E qu'en F, G, H, K, L, M, N, O, P, Q, R, S, T, V, Y, il désire plus volontiers être sous l'espèce de E que sous les autres espèces de simples désignés par ces lettres[1]. C'est pourquoi le sec, l'humide et le froid sont mûs par le chaud vers la cause finale que le feu recherche; et le feu est mû par l'influence des corps célestes[2], qui eux-mêmes sont mûs selon la cause finale désirée par la matière et la forme universelles, exemplaires des matières et des formes particulières, pour conserver les espèces dans leurs individus, selon ce qui est prouvé dans les principes de la nature, c'est-à-dire les principes de la philosophie.

Par raison naturelle on peut comprendre que le feu n'est pas agent dans sa sphère simple. C'est pourquoi il descend vers les autres sphères pour rechercher sa perfection. Parce que sa simplicité s'accorde mieux avec le sec, qu'avec l'humide et le froid, il reçoit le sec de la terre avant l'humide de l'air, et s'oppose au froid (de l'eau). C'est pourquoi il tire de la terre le troisième degré de sec, (de l'air) le deuxième degré d'humide, (de l'eau) le premier degré de froid. Il amène le sec, l'humide, le froid à sa fin et à sa nature, par la grande prédominance que le chaud exerce en E. Puisqu'il en est ainsi, cet exemple montre que le chaud est intention en E avant le sec, l'humide et le froid, qu'il est lui-même en son point simple avant le sec, qu'il prend ensuite plus de sec que d'humide, et plus d'humide

1. Les autres espèces de simples sont désignées dans le texte par les lettres FGH, KLMN, OPQR, STVY.

2. L'influence des corps célestes sur les corps ici-bas est admise par Lulle. Celui-ci récuse cependant une influence quelconque sur l'âme humaine, dotée du libre arbitre. Voir son *Traité d'astrologie*, Paris, Stock, 1988.

que de froid. C'est pourquoi le feu retient en E plus de lui-même que de sec, d'humide et de froid, plus de sec que d'humide, plus d'humide que de froid.

D'après ce que nous venons de dire, l'intention ou raison finale du chaud, du sec, de l'humide et du froid apparaît au médecin. Lorsqu'il confectionne une décoction avec le simple E, il peut ainsi considérer vers quelle intention finale tendent les quatrième, troisième, deuxième et premier degrés. Cela étant compris et connu, le médecin peut consacrer ses efforts au retour de la santé, selon la disposition de la maladie et de la décoction.

Mélange E.F.G.H. Lorsqu'on fait un mélange de simples E,F,G,H, alors, selon l'ordre naturel, le chaud de E sera l'intention finale de cette composition. Il en sera de même si l'on associe seulement les simples E et F, E et G ou E et H. Si l'on confectionne une décoction avec les simples F, G et H, sans le simple E, alors l'intention finale sera le chaud de F. Il en serait de même si l'on mélangeait les simples F et H. Puisqu'il en est ainsi, le médecin peut connaître par une telle démonstration vers quelle intention tendent les espèces (de simples) dans la décoction, d'après la qualité de leurs degrés.

Mélange E.K. Si l'on fait un mélange de simples E et K, alors deux intentions finales principales sont dans ce mélange. En effet, les degrés qui correspondent le plus au chaud tendent à accroître celui-ci, alors que les degrés qui correspondent le plus au sec accroissent ce dernier. Si la maladie est causée surtout par l'humide et le froid, il convient donc d'administrer au malade un électuaire de complexion chaude et sèche, pour que le chaud et l'humide s'associent, ainsi que le sec et le froid. Par cette association, la maladie commence à décliner en se divisant en plusieurs espèces, dans lesquelles la nature sera plus résolue à conserver la santé, que si elle n'avait affaire qu'à une ou deux espèces seulement. Selon que la maladie tendra plus vers le chaud et l'humide, ou vers le sec et le froid, le médecin devra agir de son côté pour accroître la qualité de la préparation, et, grâce à une qualité contraire, anéantir la maladie là où elle se manifeste le plus.

D'après cet exemple, tu peux connaître comment l'intention finale apparaît dans les mélanges de simples E,L, M,N, L,M,N ou M,N, car un principe est démonstration et doctrine d'autres.

Mélange E.O. Les finalités dans le mélange des simples E et K étant comprises et connues, tu peux connaître l'intention finale dans le mélange des simples E et O, lorsque l'on confectionne une décoction. Nous n'avons pas à donner d'autre exemple de cela, car cette démonstration découle de ce que nous avons dit du mélange des simples E et K, sauf que le chaud se comporte d'une manière avec le sec et d'une autre avec l'humide[1].

Mélange E.S. Puisque les simples E et S s'opposent mutuellement, lorsqu'on les mélange dans une décoction, il y a en celle-ci deux intentions finales égales, l'une s'opposant à l'autre. Si toi, médecin, tu veux savoir si la maladie est causée par un excès de chaud ou de froid, fais une préparation composée seulement des simples E et S, ou prends des espèces de simples inférieures en degrés à E et à S. Après les avoir administrées, tu pourras savoir si la maladie est sous l'influence de E ou de S. Si tu ne peux pas le savoir par le mélange de E et S, prépare un remède avec E et L, avec S et F, etc. Parce que les intentions de ces simples s'opposent les unes aux autres, la maladie doit nécessairement correspondre à

1. Le feu s'approprie le sec de la terre et donne de son propre chaud à l'air.

l'une d'elles, tandis que la santé et la nature doivent correspondre à l'autre.

Mélange E.O.S. Si tu mélanges les simples E, O et S, O convertira l'intention finale de E et de S à sa forme, et aura ainsi au-dessous de lui E et S, puisqu'une complexion ou une qualité au quatrième degré a au-dessous d'elle le troisième, le deuxième, le premier degré. Il en est ainsi parce que les simples E et S s'opposent mutuellement, et que le simple O s'accorde avec E et S. Grâce à cet accord, O a une force et une efficacité plus grandes que le mélange de E et de S dans la décoction.

Nous avons parlé de la fin et des autres angles du triangle rouge[1]. Par ce que nous avons dit et expliqué, de nombreux principes peuvent être compris, avec aussi de grands profits, comme nous allons l'expliquer brièvement au paragraphe suivant.

Selon la raison naturelle, le feu est en lui-même avant d'être en un autre élément, et il est plus grand en lui-même qu'en un autre. Il en est de même des autres éléments. C'est pourquoi le feu tend d'abord vers lui-même avant de tendre vers un autre. Et c'est pourquoi avant d'être le principe de la formation du simple E, il est en un point simple. Il se rapproche ensuite de la terre, dont il reçoit le sec; il est alors en deux points, qui forment une ligne. Il se rapproche de l'air et lui donne le chaud; il est alors en une longueur et une largeur, c'est-à-dire une surface. Il descend ensuite vers l'eau, en détruisant le froid dans le sec qu'il reçoit et en le détruisant aussi par le chaud qu'il donne à l'air, qui donne l'humide à l'eau. Alors le corps de E est totalement constitué. Le point simple, dont nous

1. Les deux autres angles étaient ceux du principe et du moyen.

parlerons dans la sixième partie, y est divisé en sept parts[1]. Puisqu'il en est ainsi, tu peux par ce principe en connaître d'autres, qui s'accordent avec lui.

On ne peut aller du principe à la fin sans le moyen. C'est pourquoi le chaud ne peut arriver à détruire son contraire sans un intermédiaire, le sec et l'humide. Cela signifie que toi, qui commences à apprendre cet art, tu ne peux détruire ton ignorance sans le moyen que représentent les conditions de l'arbre, par lesquelles doit passer ton entendement, si tu veux savoir finalement cet art, miroir de la médecine.

De même que le chaud est à un degré plus élevé en E qu'en F, en F qu'en G, en G qu'en H, la bile est à un degré plus élevé chez un colérique que chez un autre individu. Si la bile est naturellement en toi au troisième degré, et si tu veux la ramener au deuxième ou au premier degré, tu es donc contre le principe de ta complexion et contre son intention finale. Parce que la nature s'accorde mieux avec le principe et l'intention finale, qu'avec le moyen par lequel tu veux descendre du troisième degré naturel au deuxième degré accidentel, tu agis manifestement contre ta santé et contre les conditions de l'arbre. Aussi cet art te recommande et te conseille de comprendre ta qualité et ta complexion naturelle à son juste degré et de doser le remède pour conserver ce vers quoi te meut la cause finale.

Si tu endures faim et soif, la nature commence et s'efforce à détruire son contraire avant son semblable. C'est pourquoi, si tu veux être en bonne santé, aie quelquefois faim et soif, pour que la nature ait le temps et l'opportunité de détruire son

---

1. Le corps contient le point, la ligne, la surface, soit en tout six points. Le point simple que l'on recherche est aussi le septième. Voir ci-dessous, VI; chap. 17. Le latin renvoie par erreur aux Ve et VIe parties.

contraire engendré par un excès de nourriture et de boisson. Si tu es malade par une trop grande réplétion, il te faut, avant de pouvoir recouvrer la santé, passer par le moyen, c'est-à-dire par l'abstinence et la tempérance.

Comme il y a quatre saisons dans l'année, le chaud, le sec, l'humide et le froid ont respectivement leur principe dans les simples EFGH,KLMN, OPQR, STVY. C'est pourquoi il faut, à chaque saison, donner au triangle rouge ce qui convient au principe, au moyen et à la fin de ces lettres. En été, par exemple, il te faut absorber des aliments chauds et secs, et supporter la chaleur, pour fortifier le chaud. Il en sera de même des autres lettres et des saisons auxquelles elles conviennent[1].

Nous pourrions évoquer beaucoup d'autres principes d'un grand profit, d'après ce que montre cet art par le triangle du principe, du moyen et de la fin. Mais, parce que nous avons à traiter d'autre chose, nous terminons cette partie et nous commençons la troisième.

1. Voir Xe partie, Métaphores 26-27.

III

MÉLANGE DES DEGRÉS SELON LE TRIANGLE VERT

Chapitre 9

Différence

Le simple E. Puisque cette troisième partie concerne, comme il a été dit plus haut, le triangle vert, composé de la différence, de la concordance et de la contrariété, il nous faut traiter chacune de ces notions. Nous commençons donc par expliquer ce qu'est la différence dans le simple E.

Parce que le chaud, le sec, l'humide et le froid sont dans le simple E, le chaud y est au quatrième degré, le sec au troisième, l'humide au deuxième, le froid au premier. Parce que la matière du chaud est différente de celle du sec et de celle de l'humide, que la matière de l'humide est différente de celle du chaud et de celle du froid, que la matière du froid est différente de celle de l'humide et de celle du sec, que la matière du sec est différente de celle du chaud et de celle du froid, la différence qui existe en E est ainsi montrée. Tu peux ainsi, toi médecin, connaître les opérations du chaud, du sec, de l'humide et du froid dans le simple E, et tu peux, grâce à cette connaissance, accorder le simple E avec les conditions de l'arbre.

Mélange E.F. Si toi, médecin, tu mélanges les simples E et F dans une potion, tu dois savoir en quoi ils diffèrent par leurs propriétés que tu dois accorder selon leurs différents degrés. Par suite de cette différence et de la supériorité de E, le chaud de E meut le chaud de F vers la force et la propriété de E. C'est pourquoi le chaud de E est différent du chaud de F, pour ce qui est de l'action, de la passion, de la matière, de la cause finale[1]. Le chaud de F tend vers cette matière, le chaud de E tend vers cette cause finale. Il en est de même pour le sec et le froid.

Par cet aphorisme[2] et ce principe médicinal naturel, tu peux savoir la façon différente dont se comportent le mélange E.G.H. et le mélange F.G.H. Si F était trop fort pour accroître la force et la propriété de E, tu mettrais G ou H au lieu de F. Si F ne pouvait suffire à aider E, tu ajouterais G ou H. Si par E et F tu modifiais trop la qualité du traitement, par lequel tu veux guérir le malade, alors du mettrais F au lieu de E et G ou H au lieu de F.

Mélange E.K. Tu sais qu'il y a une différence (de degré) entre le chaud, le sec, l'humide et le froid en E, et une différence entre le sec, le froid, le chaud et l'humide en K. En effet, en E le sec, l'humide et le froid sont sous le chaud, tandis que, en K le froid, le chaud et l'humide sont sous le sec. Si tu confectionnes un médicament avec seulement les simples E et K, E correspond alors à un traitement, K à un autre. Mais, parce que le traitement doit tendre vers une seule fin[3], tu dois aider soit E, soit K, avec un autre simple qui s'accorde mieux avec E ou avec K, pour que E ait K sous lui, ou que K ait E sous lui, selon ce qui convient à une seule et même fin. En effet, comme la maladie tend vers une fin, il convient que le traitement tende vers une fin contraire à celle de la maladie.

---

1. La cause finale (*causa finalis*), c'est la finalité, et aussi la forme, active, opposée à la matière, passive.

2. Aphorisme: formule ou prescription résumant un point de science ou de morale. Les plus célèbres, ceux d'Hippocrate, ont été reproduits et commentés au Moyen Age. Voir Arnaud de Villeneuve, *Opera omnia*, Bâle, 1585.

3. Dans ce paragraphe et les suivants, le mot 'fin' traduit le plus souvent le latin *finis*, mais aussi *ratio finalis* et *intentio*.

D'après ce que nous venons de dire de la différence entre E et K, tu peux savoir la différence qui se forme par l'association des simples E.L.M.N ou par celle de K.F.G.H. Si tu sais connaître cette différence, et si tu suis les conditions de l'arbre, tu pourras diriger l'opération des simples E.F.G. H.K.L.M.N. vers la fin que tu voudras, comme tu peux diriger où tu veux un cheval auquel on a bien mis le mors.

Mélange E.C. D'après l'exemple du mélange des simples E et K, tu peux savoir la différence qui existe entre les simples E et O. Tu dois savoir que E s'associe d'une manière avec K et d'une autre avec O. K et O s'opposent en effet. Par suite de cette opposition, E tend vers une fin, si tu le mélanges avec K, et vers une autre fin, si tu le mélanges avec O. Si tu veux mélanger les simples E, K et O, il faut donc que tu ajoutes un simple F à E, pour qu'il puisse retourner et amener le mélange à sa fin, ou que, avec un simple L tu détruises O, ou que, avec simple P tu détruises K.

Mélange E.S. Les simples E et S s'opposent et sont différents: ils s'opposent par le chaud et le froid; ils sont différents par le sec et l'humide. Le chaud de E s'accorde d'une manière avec le sec et d'une autre avec l'humide, tandis que le froid de S s'accorde avec le sec et avec l'humide en s'opposant au chaud. E et S s'opposent donc et sont différents: ils s'opposent par leur manière respective de réchauffer ou de refroidir; ils sont différents par leur manière de donner et de recevoir[1]. C'est pourquoi E, différent de S, a une fin différente de celle de S; et en tant que E et S s'opposent, la fin de l'un s'oppose à celle de l'autre. Si tu mélanges seulement E et S, tu

1. Dans le simple E, le chaud est au quatrième degré; dans le simple S, le froid est au quatrième degré: E et S s'opposent donc. En E le chaud reçoit du sec et donne du chaud à l'humide; en S le froid reçoit de l'humide et donne une partie de lui-même au sec: on peut donc dire que E et S sont différents.

fais naître deux fins différentes et opposées, l'une s'opposant à l'autre par une quantité équilibrée de E et de S. Si tu veux donc que E et S tendent vers une seule et même fin, il te faut ajouter F à E, ou T à S, pour qu'une opération soit active, l'autre passive.

Par cet exemple, tu peux savoir ce en quoi E diffère de T, de V et de Y, et ce en quoi S diffère de F, de G et de H, puisque certains principes en montrent d'autres. Comme nous avons montré la différence entre E, K, O, S, tu peux donc montrer celle qui existe entre K, E, O, S, entre O,E,K,S, entre S,E,K,O.

Le chaud ne chauffe pas le froid, mais la matière première du froid dans l'eau de la marmite posée sur le feu. Ainsi tu peux savoir la différence qui existe entre le froid et sa matière, cette matière qui peut recevoir la forme du chaud et qui a potentiellement en elle le froid. Il en est de même avec le sec et l'humide. Tu découvres ainsi les secrets naturels sous lesquels la matière première se cache à l'entendement humain et à la faculté sensible. Par ces secrets tu peux savoir la différence qui existe entre la forme substantielle et la forme accidentelle. La forme substantielle est le froid dans sa matière propre; la forme accidentelle est le chaud dans la matière propre du froid, par l'intermédiaire de la matière du sec et de celle de l'humide.

Tu peux ainsi savoir ce que sont la différence sans intermédiaire et la différence avec intermédiaire: la différence sans intermédiaire est celle qui existe entre le froid et sa matière, la différence avec intermédiaire c'est lorsque le chaud est sujet de la matière du froid par accident. Par cette connaissance de la différence avec et sans intermédiaire, t'est révélée la différence entre la matière première et la matière seconde, entre la forme première et la forme seconde. La matière première est en effet le sujet du froid sans intermédiaire, le sujet et le froid sont la matière première et simple et la forme simple de l'eau, tandis que la matière et la forme secondes seront le sujet du froid qui, d'une manière complexe, reçoit la forme du chaud, forme dont elle est le sujet. Il en est de même du sec, de l'humide et de leurs sujets.

Il y a une différence entre l'union du chaud et de sa matière simple, vers laquelle se meut le chaud, et l'union où se meuvent ensemble le chaud, le sec, l'humide, le froid. L'union simple et première est l'union de la matière première avec la qualité simple pour former un corps simple, sans aucune composition. La composition dans laquelle se meuvent le chaud, le sec, l'humide et le froid est l'union de la forme et de la matière secondes et composées, dans lesquelles les quatre éléments sont réunis. Le corps est élémenté, engendré et corruptible. Dans ce corps les quatre éléments se meuvent d'une manière sensible, tout comme l'entendement se meut intellectuellement jusqu'à l'idée, lorsqu'il reçoit des objets particuliers.

D'après ce qui vient d'être dit, est révélée la matière première, puissance et sujet de la matière du chaud, du sec, de l'humide et du froid: elle est une sujet général et une matière générale. Par la différence et la concordance du chaud, du sec, de l'humide et du froid, se forment des parties spéciales, les quatre éléments, dont sont formés les individus des espèces. Cela, nous l'avons montré au chapitre 7[1] et nous essaierons de l'expliquer dans la dixième partie, *Des métaphores*[2].

Si tu veux être un bon physicien et un bon médecin[3], il faut,

1. Voir ci-dessus, II, chap. 7.
2. Voir ci-dessous, X,§ 11.
3. Un bon physicien (*naturalis*) et un bon médecin (*medicus*), c'est-à-dire un savant et un bon praticien.

d'après ce qui vient d'être dit, que tu saches parfaitement ce qu'est la différence. Sachant ce qu'est la différence, il te faut raisonner sur elle avec les fleurs de l'arbre. Par ce raisonnement, tu connaîtras de nombreux principes, où te sera révélée méthodiquement la différence, comme elle a été révélée plus haut par cet art. De cette révélation je pourrais te dire de nombreux principes, si je n'étais tant occupé à rechercher les secrets d'autres principes.

Chapitre 10

Concordance

Le simple E. Il y a en E une concordance naturelle entre le chaud et le sec, entre le chaud et l'humide, entre l'humide et le froid, entre le froid et le sec. C'est pourquoi il y a en E concordance entre les quatrième, troisième, deuxième et premier degré[1]. En effet, en E le sec tend à dessécher la matière du chaud, et c 'est pourquoi le chaud et le sec s'accordent si fort que le feu devient de complexion chaude et sèche. Le chaud tend à chauffer la matière simple de l'humide, et c'est pourquoi l'air devient de complexion humide et chaude. L'humide tend à donner son humidité à la matière simple de l'eau, et c'est pourquoi l'eau devient de complexion froide et humide. Le froid tend à refroidir la matière simple de la terre, et c'est pourquoi celle-ci devient de complexion sèche et froide. Puisqu'il en est ainsi, selon que la première qualité tend plus vers la matière (d'un élément) que vers celle des autres, une plus grande concordance existe entre cette qualité (et cet élément) qu'avec les autres. C'est pourquoi, toi médecin, tu peux savoir par quelle concordance plus grande ou plus petite, la maladie est guérissable. Tu peux savoir aussi que sous le chaud il y a deux matières: la matière simple, qui correspond essentiellement au chaud; la matière, qui correspond accidentellement au chaud, en recevant la qualité

1. Les associations de chaud et de sec, de chaud et d'humide, d'humide et de froid, de froid et de sec, produisent respectivement le feu, l'air, l'eau, la terre. En E, le chaud, le sec, l'humide et le froid sont respectivement au quatrième, troisième, deuxième et premier degré: il y a concordance ou équilibre entre ces différents degrés.

d'autrui[1] Puisqu'il en est ainsi, tu peux donc savoir par cet art ce que sont la matière première et la matière seconde.

Mélange E.F. Si tu fais un mélange de simples E et F, le quatrième degré (de chaud) de E s'accorde avec le troisième degré (de chaud) de F, le troisième degré (de sec) de E avec le deuxième degré (de sec) de F, le deuxième degré (d'humide) de E avec le premier degré (d'humide) de F, le premier degré (de froid) de E avec une fraction de froid de F, fraction insuffisante pour être un degré sensible. Puisqu'il en est ainsi, tu peux donc connaître deux espèces de concordances, l'une plus forte que l'autre dans le mélange E.F, car le quatrième et le troisième degré de chaud s'accordent en E.F, avant le quatrième degré de chaud et le deuxième degré de sec, et il en va de même des autres degrés. C'est pourquoi sont montrées deux espèces de concordances, l'une prévalant sur l'autre. Par la connaissance que tu as de ces deux espèces de concordances, tu peux savoir quelle propriété prévaut contre la maladie et s'accorde plus avec la nature et la santé.

Par cet exemple de concordance dans le mélange E.F tu peux savoir quelle est la concordance dans les mélanges E.G.H, F.G.H ou G.H, et tu peux savoir que, dans le mélange E.F.G.H, E et F s'accordent plutôt que E, G et H, et F et G plutôt que G et H. Il en est ainsi, parce que la plus grande concordance, plutôt que la moindre, correspond à l'être, et que la moindre, plutôt que la plus grande, correspond à la privation.

Mélange E.K. Si tu fais un mélange de simples E et K, ce que E compte de K s'accordera avec ce que K a de lui-même,

1. La correspondance essentielle indique la qualité propre, l'accidentelle la qualité appropriée. Ainsi, le feu est essentiellement chaud (qualité propre) ; l'air l'est accidentellement.

et ce que K compte de E s'accordera avec ce que E a de lui-même[1]. Cette concordance sera rapide et simultanée. Ensuite tu feras accorder ce qui est l'humide et de froid en E.K. Par ces deux espèces de concordances se formeront deux fins et deux traitements différents, car E en désirera un, K un autre. Et parce que tu as besoin d'un traitement plutôt que d'un autre pour assurer la guérison, tu dois accorder un autre traitement avec E ou avec K, pour que E meuve K à son désir, ou que K meuve E au sien. Ce mouvement fait E de K si tu ajoutes F, ou fait K de E si tu ajoutes L[2].

Par cet exemple tu peux connaître la concordance que nous formons entre les simples E.L.M.N ou K.F.G.H.

Mélange E.O. D'après l'exemple que nous venons de donner de la concordance entre E et K, tu peux savoir ce qu'est la concordance entre E et O, et la différence de concordance entre E et K et entre E et O: E s'accorde en effet passivement avec K, K s'accorde activement avec E; O s'accorde passivement avec E, E s'accorde activement avec O. Par cette concordance, tu peux connaître la concordance entre K et S, entre S et O, qui concordent de la même façon que E et K ou que E et O.

Mélange E.S. Il est certain que E et S s'opposent l'un à l'autre. Il faut donc nécessairement qu'ils s'accordent en quelque chose. S'ils ne le faisaient pas, le froid ne pourrait en effet être en E, ni le chaud en S. Parce que le froid doit être en E et le chaud en S, il est manifeste que E et S s'accordent en

1. Le chaud est au quatrième degré en E et au deuxième en K; l'humide est au deuxième degré en E et au premier en K: E a donc en lui des qualités de K. A l'inverse, le sec est au quatrième degré en K et au troisième en E; le froid est au troisième degré en K, au premier en E: K a donc en lui des qualités de E.

2. En ajoutant F à K, K tend vers E; si on ajoute L à K, E tend vers K.

quelque chose. Ce quelque chose est intermédiaire entre le chaud et le froid, car, s'ils s'accordaient sans intermédiaire, le chaud et le froid ne pourraient s'opposer. Cet intermédiaire est constitué par le sec et l'humide. En effet, lorsque la matière du chaud tend à recevoir le sec, que la matière du sec tend à recevoir le froid, que la matière de l'humide tend à recevoir le chaud, que la matière du froid tend à recevoir l'humide, le sec et l'humide constituent les intermédiaires de la concordance entre E et S. Cette concordance est la matière de l'opposition entre E et S, opposition qui tend vers la forme et la première intention, tandis que la concordance tend vers la matière et la seconde intention. Il en est de même des mélanges K.O, E.T.V.Y, S.F.G.H.

Sais-tu pourquoi E et S s'accordent dans la décoction que tu confectionnes? Pour qu'ils puissent se contrarier. Ils s'accordent d'abord pour que E puisse soustraire le chaud à l'emprise de S, et pour que S puisse soustraire le froid à l'emprise de E. Lorsque E a recouvré le chaud de S, et S le froid de E, E et S s'opposent l'un à l'autre. Ainsi est montré le traitement réalisé par des médicaments concordants et contraires, en s'accordant à la matière et en s'opposant à la forme.

Grâce à ces principes de concordance, présentés selon cet art, tu peux comprendre de nombreuses démonstrations et de nombreuses marques de concordance, comme nous voulons t'en donner des exemples dans les paragraphes suivants.

La fièvre continue est engendrée par le flegme[1], froid et humide. Si tu voulais la guérir par un remède contraire sans

1. Voir Arnaud de Villeneuve, *Regulae generales de febribus* (*Opera omnia*, col. 1467-1490).

concordance, tu administrerais donc au malade un mélange E.K, pour combattre le froid et l'humide. Mais, parce que, par suite de symptômes de chaleur anormale, non-naturelle et contre nature, tu ne dois pas administrer le mélange E.K contre la fièvre continue, pour ne pas accroître la chaleur anormale, il faut que tu administres au malade une alimentation et une médecine semblables d'humide et de froid, pour qu'ils puissent, sur un intermédiaire, s'accorder à la chaleur naturelle. Par cette convenance, les symptômes de chaleur anormale peuvent disparaître, l'alimentation et la médecine, de complexion froide et humide, passant par l'intermédiaire, la chaleur anormale, c'est-à-dire la fièvre anormalement chaude et sèche, engendrée par une humeur froide et humide, par suite du désordre du mélange humide-froid. Puisqu'il en est ainsi, tu peux donc savoir par cet exemple que la maladie est guérissable par des qualités semblables à sa cause.

D'après la disposition des simples sphères des éléments, la sphère de l'air doit être après la sphère du feu, la sphère de l'eau entre la sphère de l'air et celle de la terre. C'est pourquoi le feu est l'élément le plus élevé et la terre l'élément le plus bas. Il n'en est pas de même dans un corps élémenté, parce que le chaud et le sec s'associent contre l'ordre et la disposition des sphères, tandis que le chaud et l'humide s'y associent selon l'ordre et la disposition des sphères, en particulier de la sphère de l'air, qui est sous celle du feu. C'est pourquoi dans le corps élémenté les lieux des sphères sont mêlés par concordance naturelle: le chaud descendant vers le sec et le sec s'élevant vers le chaud, le chaud descendant vers l'humide et l'humide s'élevant vers le chaud, l'humide descendant vers le froid et le froid s'élevant vers l'humide, le froid descendant vers le sec et le sec s'élevant vers le froid. Parce que le chaud descend vers le sec et l'humide, que le sec s'élève vers le chaud et le froid, le chaud et le sec s'accordent, le chaud étant l'élément le plus élevé, le sec l'élément le plus bas. Parce que l'humide et le froid sont au milieu, il découle de cette concordance que le chaud descend jusqu'au froid, tandis que le froid s'élève jusqu'au chaud, l'humide descend jusqu'au sec, tandis que le sec s'élève jusqu'à l'humide. Les éléments ne pourraient en effet ni s'accorder, ni s'opposer, ni se mélanger d'une autre manière dans un corps élémenté.

Puisqu'il en est ainsi d'après les degrés du chaud, du sec, de l'humide, du froid dans les simples EFGH, KLMN, OPQR, STVY, tu peux, toi médecin, accorder les médicaments pour détruire les vapeurs fumeuses et empêcher les humeurs grosses ou subtiles de monter et de descendre, si tu sais bien accorder le chaud, le sec, l'humide, le froid, avec les lettres indiquées ci-dessus, de E à Y. Tu peux comprendre aussi l'ordre selon lequel nous avons placé le chaud, le sec, l'humide, le froid, dans cet art[1], d'après ce qui convient au mélange des quatre éléments dans un corps élémenté.

Par la concordance qui t'est montrée du chaud, du sec, de l'humide et du froid dans les simples EFGH, KLMN, OPQR, STVY, tu peux accorder contre la maladie les fleurs de la première branche de l'arbre, qui sont des choses naturelles, non -naturelles et contre nature, avec le quadrangle et les fleurs de la seconde branche de l'arbre, avec lesquelles tu sauras accorder les conditions qui conviennent aux fleurs du quadrangle et des deux branches de l'arbre. Si tu méconnaissais cette concordance, tu aborderais la pratique sans t'appuyer sur la théorie.

Le chaud et l'humide sont les principes de la conservation de la vie, parce que le feu engendre le chaud dans l'air, tandis

1. Logiquement, l'ordre devrait être: feu(chaud), air(humide), eau(froid), terre (sec).

que l'air engendre l'humide dans l'eau. Parce que l'eau engendre le froid dans la terre, contre le chaud, et que la terre engendre le sec dans le chaud, contre l'humide, le sec et le froid s'opposent à la vie. C'est pourquoi toi médecin tu peux accorder les fleurs les plus élevées du quadrangle avec le chaud et l'humide dans les simples EFGH, KLMN, OPQR, STVY, et tu peux même accorder dans ces simples les fleurs les plus basses du quadrangle avec le sec et le froid.

Tu dois savoir comment la concordance se diversifie en elle-même selon les différentes décoctions (confectionnées avec les simples) EFGH, KLMN, OPQR, STVY. Cette diversité t'est signifiée par les différentes purgations réalisées en mélangeant ces simples. Les purgations se présentent sous des formes différentes. On peut en effet opérer grâce à une décoction ou médecine laxative, grâce à l'urine, à la saignée, à la sueur, aux vomissements, aux abcès, à la vapeur, à la fièvre, à la dissipation des humeurs mauvaises et superflues opérée par l'assimilation de la chaleur naturelle, grâce aux flatuosités et à toutes sortes de purgations et d'évacuations semblables.

Chapitre 11

Contrariété

Le simple E. D'après ce qui est montré et démontré dans l'*Art abrégé de trouver la vérité*, à la Figure de la prédestination, la contrariété est parfois sans intermédiaire, parfois avec intermédiaire[1]. La contrariété est sans intermédiaire lorsque le chaud et le froid s'opposent simplement dans le simple E, le chaud chauffant la matière simple du froid, le froid détruisant le chaud dans la matière simple de celui-ci. La contrariété est avec intermédiaire lorsque le chaud s'oppose au froid, en chauffant la matière de l'humide et en détruisant le sec dans le froid que la matière de la terre reçoit de l'eau[2]. Le froid s'oppose au chaud, en le détruisant dans la matière de l'humide, l'humide recevant la matière du froid, tandis que le froid se donne à la matière du sec pour détruire celui-ci dans le chaud. S'il n'y avait pas d'intermédiaire entre le chaud et le froid, leur opposition serait telle qu'aucun équilibre ne pourrait s'établir entre la matière du chaud et celle du froid. Ces deux matières sont une même matière, placée sous la forme du simple E, grâce à l'intermédiaire du sec et de l'humide.

Par ce principe, tu peux savoir comment guérir une maladie par son contraire. En effet, le chaud et le froid s'opposent d'une façon par l'humide, d'une autre façon par le sec, et

1. Dans la figure X de l'*Art abrégé de trouver la vérité*, sont opposés sans intermédiaire l'être et la privation, la science et l'ignorance. Dans l'opposition entre la prédestination divine et le libre arbitre humain, il y a en revanche un intermédiaire, la perfection.

2. Dans le texte, la terre reçoit le froid “du froid”.

d'une autre par eux-mêmes. C'est pourquoi, si la fièvre tierce est engendrée par le chaud et le sec[1], il convient que tu administres au malade de l'humide et du froid; et, parce que dans la fièvre tierce, le chaud est plus fort que le sec, il convient que tu administres plus de froid contre le chaud que d'humide contre le sec.

Mélange E.F. Si tu fais le mélange des simples E et F, le chaud de E et de F s'oppose au froid de E et de F, et vice-versa. Il en est de même du sec et de l'humide. Mais, parce que le chaud est en plus grande quantité que le froid dans le mélange de E et de F, le chaud est agent, le froid est patient. Il en est de même pour le mélange que tu fais de E.G.H ou de F.G.H.

Mélange E.K. Au chapitre 10, paragraphe E.K, a été expliquée et montrée la concordance entre E et K. Par cette concordance t'est montrée leur contrariété. Il en est de même pour le mélange E.L ou le mélange K.F.

Mélange E.K.O. Si tu mélanges les simples E, K, O, E est intermédiaire dans l'opposition entre K et O. Parce que le chaud est au troisième degré en O, le sec au troisième degré en E, et parce que l'action s'accorde avec la plus grande noblesse et la passion avec la plus petite, le chaud tend à s'opposer à K et à aider O contre K. C'est pourquoi l'électuaire confectionné avec E,K,O, tend à engendrer le chaud et l'humide, et à détruire le froid et le sec.

Mélange E.O.K.S. Dans la potion que tu confectionnes avec les simples E,O,K,S, E et O s'opposent à K et à S, K et S s'opposent à E et à O. Cela est montré en ce que l'être

1. C'est-à-dire par la bile. Voir Arnaud de Villeneuve, *Regulae generales de febribus*

s'accorde avec E et O, le non -être avec K et S, E et O soutenant la vie par le chaud et l'humide, K et S engendrant la mort (par le sec et le froid[1]). Si cette opposition n'existait pas dans la potion, la vie ne pourrait s'accorder avec le chaud et l'humide, la mort avec le froid et le sec.

Mélange E.K.S. Si tu mélanges les simples E,K,S, il s'ensuit le contraire de ce qui s'ensuit lorsque tu mélanges E,K,O. C'est pourquoi il est inutile de donner un autre exemple, si ce n'est celui de considérer le contraire du paragraphe E.K.O.

Mélange E.O. Dans le mélange les simples E et O, il y a une opposition respective entre le chaud, le sec, l'humide, le froid[2]. Cette opposition a été montrée au paragraphe E.K. Un paragraphe est en effet la démonstration d'un autre et, selon cet art, un paragraphe est même le principe d'un autre.

Mélange E.S. Si tu mélanges les simples E et S, leur opposition t'est montrée au chapitre 10, paragraphe E.S. En effet, selon que E et S s'accordent, tu peux comprendre en quoi ils s'opposent.

D'après l'exemple de contrariété qui t'est donné dans le mélange des simples E.O.K.S, tu peux savoir l'opposition qui existe dans le mélange K.O.S, suivant la règle et la méthode des conditions de l'arbre, et d'après ce que signifient les paragraphes précédents.

Si, dans ces paragraphes, tu as compris l'opposition naturelle de certains éléments envers d'autres, tu comprendras l'opposition qui t'est montrée dans les passages suivants.

---

1. En K, le sec prédomine; en S, c'est le froid.
2. Texte peu clair: en E il y a opposition entre le chaud et le froid; en O l'opposition est entre l'humide et le sec.

Tu dois savoir que le chaud, le sec, l'humide, le froid s'opposent de multiples façons, à savoir par leur force, leur lourdeur, leur légèreté, la finesse ou l'épaisseur de leur matière, leur couleur, leur saveur, leur odeur, leur manière d'être, et par de multiples autres qualités. Si tu sais bien cet art et l'art dont il découle[1], tu pourras savoir de quelle façon le chaud, le sec, l'humide, le froid s'opposent par les qualités indiquées ci-dessus. De cela nous voulons te donner brièvement l'exemple du pois-chiche et du vif-argent.

Le pois chiche et le vif-argent sont censés être de la nature de l'humide[2], plus important dans le vif-argent que dans le pois chiche, alors que le sec et le froid ont un plus grand poids dans le vif-argent que dans le pois chiche. Parce que l'humide et le sec s'opposent simplement, que le froid s'oppose par un intermédiaire à l'humide, parce qu'il s'accorde avec le sec, et parce que l'humide s'oppose au froid en s'accordant avec le chaud, il y a dans le vif-argent une plus grande opposition entre la force et la matière que dans le pois chiche. Avec son poids et son épaisseur, la matière s'oppose à la force dans le vif-argent plus que dans le pois chiche. C'est pourquoi l'humide doit avoir un plus haut degré de force dans le vif-argent que dans le pois chiche. Si, en effet, il n'en était pas ainsi, sa force ne pourrait s'opposer au grand poids de l'eau et de la terre du vif-argent. Puisqu'il en est ainsi, par cet exemple, la matière première ou originelle, sujette à la forme, est montrée, et le secret naturel entre la matière et la force t'est révélé. Ce secret t'est révélé pour être le principe de recherche d'autres principes naturels, que tu peux connaître grâce à lui.

1. Le premier art c'est l'ouvrage présent, le second c'est l'*Art abrégé de trouver la vérité,* dont découlent les *Principes de médecine*.

2. Pour Avicenne (*Canon de la médecine*, II, 47: *éd. citée*, p. 267), le vif-argent (mercure) est froid et humide au deuxième degré. Du pois chiche, Averroès (*Colliget*, V, 39) dit qu'il est de complexion chaude et humide.

La rose est considérée comme de complexion froide[1] et le pois chiche humide, mais le pois chiche est plus lourd que la rose. Cela s'explique parce que la terre a plus de matière dans le pois chiche que dans la rose et plus de force dans la rose que dans le pois chiche; mais l'air a plus de force dans le pois chiche que dans la rose, et plus de matière dans la rose que dans le pois chiche. Ainsi est manifestée l'opposition entre l'humide et le sec dans le pois chiche et dans la rose. Par cette opposition te sont révélés l'élément simple et l'élément composé, la force s'accordant avec l'élément simple et s'opposant à l'élément composé. S'il n'en était pas ainsi, il ne pourrait y avoir, selon l'ordre naturel, plus d'humide et de poids dans le pois chiche que dans la rose.

Si toi, médecin, tu as compris ces paragraphes, qui te montrent la force, la légèreté et le poids des herbes médicinales avec lesquelles il faut guérir les maladies, sache doser correctement la force et la matière dans les sirops, les électuaires, les décoctions, les emplâtres, selon la quantité de force et de poids. Si tu ignores l'opposition indiquée ci-dessus, ta pratique sera hasardeuse.

Sais-tu pourquoi l'eau est chaude en hiver et froide en été? Parce que le feu a contre l'eau un plus grand pouvoir en été qu'en hiver, tandis que l'eau a contre le feu un plus grand pouvoir en hiver qu'en été. Aussi le feu récupère-t-il ses parties de l'eau en été plus qu'en hiver, et, par suite de cette récupération, l'eau est plus proche de sa simplicité en été qu'en hiver. C'est pourquoi l'eau est d'autant plus froide qu'elle est plus proche de sa simplicité, et d'autant plus chaude qu'elle s'en éloigne plus.

1. Pour Arnaud de Villeneuve (*De simplicibus*, dans *Opera omnia*, col. 370), la rose est froide et sèche au premier degré. Averroès disait qu'elle était composée de terre, froide, d'air chaud et d'eau (*Colliget*, V, 42).

Puisqu'il en est ainsi, tu peux, par ces exemples, connaître l'opposition que révèle la diversité de lieux et de temps. Te sont révélés également le secret de l'élément simple du feu, qui a son lieu en haut, et le secret de l'élément simple de l'eau, qui a son lieu en bas, pour que l'eau soit plus chaude en hiver qu'en été, chassant la chaleur d'elle-même et la rejetant à sa surface, où elle est en contact avec l'air. C'est la surface de l'eau que, en hiver, tu sens chaude, parce que le chaud a fui des lieux bas où le froid a une force et un pouvoir plus grands, c'est-à-dire dans le corps de l'eau, et le froid pousse le chaud plus haut, pour qu'il s'accorde avec l'humide, qui s'accorde avec le chaud.

Par cet exemple t'est révélé comment la fièvre continue, engendrée par le froid, est une chaleur anormale, semblable à la chaleur de l'eau en hiver. Ce froid par chaleur anormale éloigne de lui le chaud par un intermédiaire, la fièvre continue.

Nombreux sont les exemples notables que nous pourrions citer sur la contrariété naturelle. Mais, parce que nous avons encore à parler d'autre chose, nous voulons commencer la quatrième partie.

IV

MÉLANGE DES DEGRÉS SELON LE TRIANGLE JAUNE

Chapitre 12

Supériorité, égalité, infériorité

Le simple E. Parce que cet art doit être exposé très brièvement, et parce que nous pouvons par la supériorité connaître l'infériorité et l'égalité, et vice-versa, nous voulons faire connaître en même temps la supériorité, l'infériorité et l'égalité[1] en E, et aussi en F, G, H, K, L, M, N, O, P, Q, R, S, T, V, Y.

Il est certain que le chaud est au quatrième degré dans le simple E, que le sec y est au troisième degré, l'humide au deuxième, le froid au premier. Ainsi te sont montrées la supériorité et l'infériorité en E. L'égalité est aussi en E, parce que la terre y donne trois degrés[2] de sec au feu, qui donne trois degrés de chaud au sec; le feu donne à l'air deux degrés de chaud, et fait que deux degrés de chaud sont égaux à deux degrés d'humide; le feu oppose aussi un degré de chaud à l'eau, tandis que l'eau oppose au feu un degré de froid[3]. Il en est de même pour les simples F,G,H.

---

1. Lulle se justifie de ne consacrer qu'un seul chapitre à la supériorité, à l'égalité et à l'infériorité, alors qu'il en a consacré trois au principe, au moyen et à la fin, et trois à la différence, à la concordance et à la contrariété. Le texte du chapitre est altéré: il semble que le scribe ait eu du mal à suivre certains raisonnements de l'auteur. Quelques corrections seront apportées, lorsque ce sera possible.

2. Ici et aux lignes suivantes, le scribe confond les points, ou degrés intelligibles, et les degrés que, souvent, Lulle qualifie de sensibles. Chaque fois qu'il est nécessaire, degrés et points sont remis à leur place exacte.

3. Raisonnement contestable: en E le feu donne deux degrés de chaud à l'humide, mais rien à la terre qui lui procure au contraire trois degrés de sec. De plus, on ne sait comment le feu oppose à l'eau un degré de chaud.

Mélange E.F. Si tu mélanges les simples E et F, tu dois savoir que la supériorité est en E et l'infériorité en F, parce que le chaud est au troisième degré en F, que le sec y est au deuxième degré, l'humide au premier degré[1]. C'est pourquoi il manque en F un degré sensible de froid, qu'il te faut considérer intelligiblement comme un degré moindre que le froid de E[2]. Ainsi t'est révélée la différence entre le degré sensible de froid en E et le degré intelligible[3] de froid en F.

Mélange E.G. Le chaud a deux degrés de plus dans le simple E que dans le simple G; semblablement le sec a deux degrés de plus en E qu'en G. L'humide a cinq points de moins en G qu'en E, (le froid deux points de moins). Parce que, en G manquent cinq points d'humide (et deux de froid), les degrés intelligibles y sont inférieurs aux degrés sensibles (de E)[4].

Mélange E.H. En E le chaud a trois degrés de plus qu'en H; le sec de H a neuf points de moins que le sec de E; l'humide de H a six points de moins que l'humide de E[5]; le froid de H a trois points de moins que le froid de E. Aussi, seul le chaud est-il à un degré sensible en H, tandis que le sec, l'humide et le froid y sont à des degrés intelligibles, supérieurs ou inférieurs, comme le montrent les nombres indiqués ci-dessus.

---

1. Pour comprendre que F est inférieur à E, il faut se souvenir que le chaud est au quatrième degré en E, le sec au troisième degré, l'humide au deuxième, le froid au premier.

2. En F, le froid est crédité de trois points, c'est-à-dire des trois quarts d'un degré sensible.

3. Ce degré intelligible est désigné dans le texte par *punctum intellectualis*.

4. Texte corrigé et complété. Il est dit que l'humide a en G deux points de moins qu'en E, ce qui est faux, puisqu'en E l'humide est crédité de deux degrés, l'équivalent de huit points, et qu'en G il est crédité de trois points.

5. Texte corrigé. Il est dit qu'en H le sec et l'humide ont chacun trois points de moins qu'en E. Or, le sec, crédité de trois points en H, l'est de trois degrés en E, soit l'équivalent de douze points; l'humide, crédité de deux points en H, l'est de deux degrés en E, soit l'équivalent de huit points.

En H le chaud a un point de plus que le sec, le sec un point de plus que l'humide, l'humide un point de plus que le froid. Puisqu'il en est ainsi, par cette supériorité et cette infériorité tu peux comprendre la supériorité et l'infériorité entre F,G,H, et tu peux comprendre aussi que le froid a en H trois points de moins que le chaud.

Mélange E.K. Si tu mélanges les simples E et K dans un électuaire, E aura un degré d'humide de plus que K, et K aura deux degrés de froid de plus que E. Cela parce que E a le chaud au quatrième degré, le sec au troisième, l'humide au deuxième, le froid au premier. De son côté, K a le sec au quatrième degré, le froid au troisième, le chaud au deuxième, l'humide au premier. Parce que dans l'électuaire, le chaud de E est au quatrième degré et le chaud de K au deuxième degré seulement, E a deux degrés de chaud de plus que K. Mais, parce que K a le froid au troisième degré, tandis que E ne l'a qu'au premier degré, les deux degrés de froid que K a en plus détruisent les deux degrés de chaud que E a en plus. K demeure supérieur à E avec un degré de sec. Mais, parce que E a un degré de froid, il devient égal à K par le froid; et parce que E a trois degrés de sec, tandis que K en a quatre, K a un degré de sec de plus que E. Mais, parce que E a deux degrés d'humide et K un seul, un degré d'humide de E est détruit par le degré de sec que K avait de plus que E. Puisqu'il en est ainsi, l'égalité entre E et K t'est signifiée.

Mélange E.L. En E il y a dix degrés, en L il y en a six[1]. E a donc quatre degrés de plus que L. Si tu veux que L soit égal à E, ajoute N à L, pour que, en L le troisième degré (de sec) se transforme en quatrième, le deuxième degré (de froid) en troisième, le premier degré (de chaud) en deuxième.

1. Les six degrés en L tiennent compte du sec au troisième degré, du froid au deuxième, du chaud au premier, et négligent l'humide, crédité de trois points.

L'humide, inexistant d'une manière sensible, apparaîtra au premier degré[1].

Mélange E.M. E a sept degrés sensibles de plus que M, puisque M n'en a que trois, tandis que E en a dix. Si tu veux donc qu'il y ait égalité entre E et M, ajoute N et Y à E et M. N transformera les trois degrés de M en six, et Y ramènera le quatrième degré (de chaud) de E au troisième. Par cette transformation, E n'aura plus que six degrés[2]. Cette diminution et cette augmentation se font par les degrés sensibles et les degrés intelligibles, lorsqu'on mélange E, M, N, Y.

Mélange E.N. Parce que E a dix degrés sensibles et que N en a un seulement, si tu mélanges E et N et si tu veux que N soit égal à E, aide N avec L. Alors E et N seront égaux, comme nous avons dit au paragraphe E.L.

L'exemple que j'ai donné de la supériorité, de l'infériorité et de l'égalité dans le mélange E.L.M.N.Y, peut être compris pour le mélange K.F.G.H.R, car, selon l'art, le même ordre existe entre K.F.G.H.R et entre E.L.M.N.Y. Il en est de même de F.L.M.N et de L.F.G.H.

---

1. Il est vrai qu'en ajoutant N à L, le troisième degré de sec en L devient quatrième degré et qu'un premier degré d'humide apparaît avec l'addition de trois points d'humide de L et d'un point de N. Mais on ne peut dire que le deuxième degré de froid de L devient un troisième degré, ni que le degré de chaud devient un deuxième degré. En effet, N n'apporte que trois points de froid et deux points de chaud.

2. En M, le sec est au deuxième degré, le froid au premier; en N, le sec est au premier degré, les autres qualités sont sous forme de points. On ne voit donc pas comment M peut doubler ses degrés en s'aidant de N. Ce qui est certain, en revanche, c'est que Y ramène le quatrième degré de chaud de E au troisième, en apportant un premier degré de froid. Mais la conclusion n'est pas convaincante.

Mélange E.O. D'après notre exemple de la supériorité, de l'infériorité et de l'égalité dans le mélange E.K, te sont révélées la supériorité, l'infériorité et l'égalité dans les mélanges E.O, E.P.Q.R, O.F.G.H, F.P, G.Q, H.R.

Mélange E.S. Si tu mélanges les simples E.S, F.T, G.V, H.Y, E.T, S.F et les autres simples à prédominances de chaud et de froid, il s'ensuit des relations de supériorité, d'infériorité et d'égalité semblables à celles qui existent entre le chaud et le sec dans les mélanges E.F.G.H.K.L.M.N. Mais, parce que le chaud et le froid s'opposent l'un à l'autre, alors que le chaud et le sec sont seulement différents, il y a une plus grande opposition de supériorité, d'infériorité et d'égalité en E.S qu'en E.K, en E.T qu'en E.L, etc. Par cette plus grande opposition, il t'est révélé qu'une concordance plus grande existe entre le chaud et le sec dans le mélange E.K qu'entre le chaud et le sec dans le mélange E.S.

Mélange K.O. Les relations de supériorité, d'infériorité et d'égalité dans le mélange E.S se retrouvent dans le mélange K.O. Ainsi, lorsque E tend vers K, K tend vers S, et de même O tend vers S en supériorité, infériorité et égalité[1]. Il n'est pas nécessaire de donner un autre exemple de ces choses, car cela peut se comprendre d'après les principes énoncés ci-dessus, si tu les as compris.

Tu comprends qu'un grand équilibre ou un grand déséquilibre peuvent être réalisés avec les plus grandes choses. On peut en effet faire plus avec un quatrième degré de chaud, de sec, d'humide, de froid, qu'avec un troisième, un

1. En O comme en S les différentes qualités totalisent dix degrés. O a plus d'humide et de chaud que S, mais il a moins de sec et de froid. O et S entretiennent donc des relations d'égalité, de supériorité et d'infériorité.

deuxième ou un premier degré; on peut faire plus avec un deuxième degré qu'avec un premier. Il t'est ainsi révélé métaphoriquement que dans l'espèce humaine il existe un plus grand équilibre par la génération et un plus grand déséquilibre par la corruption. Cela t'est révélé pour que tu comprennes que le corps humain est le plus noble des corps à cause de l'âme, et la moins noble des créatures à cause de la faute et du péché.

Si toi, médecin, tu veux comprendre la révélation de la très sainte Trinité de notre Seigneur Dieu, comprends que, si ce qui est une opposition plus grande entre E et S qu'entre E et K, était une concordance, il y aurait une différence, une concordance, une égalité plus grandes entre E et S qu'entre E et K. Sais-tu pourquoi? Parce que E et S sont plus différents et plus opposés que E et K[1]. Mais il faut qu'il y ait en Dieu une concordance et une égalité plus grandes que dans la créature; et la concordance et l'égalité doivent résulter d'une plus grande différence entre les personnes divines, sans aucune contrariété.

Lorsque toi, médecin, tu veux rechercher la supériorité et l'infériorité, et faire qu'elles soient égales, abaisse la supériorité vers l'infériorité et élève l'infériorité vers la supériorité, jusqu'à ce que tu obtiennes l'égalité. Si tu veux détruire l'égalité, abaisse certains degrés vers d'autres, selon la méthode qui t'est présentée dans les paragraphes précédents.

L'action s'accorde avec la supériorité, la passion avec

1. Entre E, où le chaud est au quatrième degré, le sec au troisième, l'humide au deuxième, le froid au premier, et S, où le chaud est au premier degré, le sec au deuxième, l'humide au troisième, le froid au quatrième, l'opposition est totale. Entre E et K, elle n'est que relative.

l'infériorité. Parce que le chaud en E reçoit trois degrés de sec et donne deux degrés de lui-même à l'humide, il se forme une égalité et un équilibre de l'action et de la passion entre le troisième et le deuxième degré[1]. C'est pourquoi tout le triangle jaune t'est montré. Tu dois ainsi accroître les degrés de qualité passive sous les degrés de qualité active, de façon que, entre la cause efficiente et la cause matérielle soit établi un équilibre d'opérations au moyen de la supériorité et de l'infériorité.

Si tu veux accroître le sec, il te faut manger beaucoup et boire peu. Sais-tu pourquoi? Parce que l'humide s'engendre en buvant, le sec en mangeant. Il en est de même des mélanges de chaud et de sec, d'humide et de froid. En effet, le chaud et le sec correspondent mieux à la nourriture qu'à la boisson, l'humide et le froid s'accordent mieux à la boisson qu'à la nourriture. Si tu veux donc dépenser plus de feu et de chaleur nautrelle[2], sache user de ce principe.

Dans le simple E le chaud est au quatrième degré, l'action du sec est au troisième degré, l'action de l'humide au deuxième. Parce que, en E le chaud est d'un degré plus élevé que ce qu'il reçoit et ce qu'il donne, le feu a en lui un degré de plus que ce qu'il reçoit de la terre, deux degrés de plus que ce qu'il donne à l'air, et trois degrés de plus que ce qu'il oppose à l'eau[3]. Cette supériorité est la simplicité du feu, dans laquelle il se gouverne et se soutient, et de laquelle sort un excès de chaud pour recevoir et donner[4], comme nous l'avons dit plus haut.

---

1. Le chaud est passif lorsqu'il reçoit du sec, il est actif lorsqu'il donne de lui-même à l'humide.

2. En clair: si l'on veut dépenser plus d'énergie, il convient de manger plus et de boire moins.

3. Trois degrés de plus que ce qu'il oppose à l'eau: le feu est censé opposer un degré à l'eau. Voir ci-dessus, note 3, p. 107.

4. Recevoir et donner: le texte ajoute *actio* et *passio*.

Par ce qui t'est montré de la supériorité dans la simplicité du feu, te le montrent semblablement en K, O et S la simplicité de la terre, celle de l'air et celle de l'eau[1]. Par ce principe, tu peux savoir que les éléments affectionnent les formes dans les espèces qui préservent leur simplicité. Comme les espèces ne sont pas adaptées à la simplicité des éléments, chaque élément désire une autre forme dans une autre matière, où sa simplicité pourrait être gouvernée et conservée, et où les éléments eux-mêmes pourraient avoir une opération pour s'accorder ou s'opposer l'un à l'autre. C'est pourquoi les éléments engendrent certaines formes et en corrompent d'autres.

1. En K, la terre est simple par sa qualité propre, le sec, qui est au quatrième degré. En O, l'air a son humide au quatrième degré; en S, l'eau a son froid au quatrième degré.

V

COMMENT RECHERCHER LES DEGRÉS

Chapitre 13

Méthode de recherche du nombre de degrés

Dans la première partie[1] nous avons supposé qu'il y avait quatre degrés dans les médicaments. Nous devons prouver ici, par des raisons nécessaires[2], qu'il y a bien quatre degrés. Nous montrerons ensuite la méthode selon laquelle les degrés doivent être recherchés tant dans l'espèce humaine que dans les médicaments. Pour mettre en évidence ces degrés, il nous faut établir auparavant les principes supposés.

Pour commencer, en effet, nous admettons et nous disons que les éléments sont au nombre de quatre, à savoir le feu, l'air, la terre, l'eau, ce qui n'a pas besoin de preuve: cela a été suffisamment prouvé par les philosophes anciens. Parmi ces éléments, le feu est chaud par lui-même et reçoit le sec de la terre; la terre est sèche par elle -même et reçoit le froid de l'eau; l'air est humide par lui-même et reçoit le chaud du feu; l'eau est froide par elle-même et reçoit l'humide de l'air[3]. Par expérience et grâce à nos sens corporels, nous savons manifestement que certaines herbes sont d'une complexion[4] plus chaude que d'autres; que certaines sont d'une complexion plus froide que d'autres. Nous reconnaissons que certaines ont

1. Voir ci-dessus, I, note 4, p. 47.

2. Raisons nécessaires: expression chère à Lulle, empruntée à saint Anselme. Le raisonnement vient ici confirmer les hypothèses exposées au début du livre.

3. Voir ci-dessus, I, chap. 2 début.

4. Le mot "complexion" est mal employé ici: c'est le mot "qualité" qui convient.

plus de chaud que de froid, que d'autres ont plus de froid que de chaud; et qu'il en est de même en ce qui concerne le sec et l'humide.

De ces principes nous tirons un principe et une racine pour prouver qu'il y a quatre degrés. En effet, si dans le simple E, le chaud apparaît en quantité plus grande que le sec, il faut nécessairement qu'il y ait une mesure, qu'il convient d'appeler degré[1], pour montrer qu'en E le chaud est supérieur et le sec inférieur. Si le chaud et le sec étaient en quantité égale en E, il faudrait nécessairement que l'humide et le froid y fussent aussi en quantité égale, parce que le chaud s'accorde avec l'humide, le sec avec le froid. Mais, parce que le feu s'accorde beaucoup plus avec son propre chaud qu'avec le sec (qu'il reçoit), et parce que le sec et l'humide s'opposent, tout comme le chaud et le froid, il faut nécessairement, si le simple E est de complexion chaude et sèche, que le chaud soit supérieur et le sec inférieur; et la différence entre le chaud et le sec doit être un degré. Ce degré se comporte d'une manière envers le chaud, d'une autre envers le sec, et c'est pourquoi en E le chaud doit être d'un degré et le sec d'un autre degré. Comme d'une part, le chaud et l'humide, et, d'autre part, le sec et le froid s'accordent en E, il faut que, en E l'humide soit d'un degré et le froid d'un autre degré. Parce que le chaud est en E d'un degré supérieur au sec, il faut que l'humide y soit d'un degré supérieur au froid. Si cela n'était pas, l'humide et le froid de E s'opposeraient aux principes énoncés, ce qui est impossible selon l'ordre de la nature. Cette impossibilité montre que les quatre degrés que nous recherchons sont nécessairement en E.

---

1. Nous avons ici une définition du degré. "Le degré peut être généralement défini: une quantité de qualité. Galien se servait de l'expression *táxis* (ordre, degré) relativement aux qualités des médicaments." (Littré-Robin, *Dictionnaire de médecine*). Voir Introduction, § 2.

Si tu dis que le sec peut être au quatrième degré en E, tu affirmes alors que le froid peut y être au troisième degré. Mais s'il en était ainsi, il faudrait que le chaud ne soit en E qu'au deuxième degré, ce qui fait que E serait considéré comme étant de complexion sèche et froide, opposée à la complexion chaude et humide[1], ce qui est contraire à l'expérience et au témoignage des sens corporels[2].

Si tu dis que le chaud est au cinquième degré en E, tu prétends ainsi qu'il y a cinq éléments en E, ce qui est contraire aux principes énoncés plus haut. Si tu dis que le chaud est au troisième degré en E, le froid n'y serait pas à un degré sensible. Mais, parce que le froid est à un degré sensible en E, il faut que le chaud y soit au quatrième degré, ce qui implique le troisième, le deuxième, le premier degré (pour les autres qualités).

Il est manifeste à tes sens corporels qu'il y a plus de chaud et de sec dans certaines herbes que dans d'autres, que, par exemple, il y a plus de chaud et de sec en E qu'en F, en F qu'en G, en G qu'en H[3]. Il t'est montré ainsi que le chaud est à un certain degré en E, à un autre en F, à un autre en G, à un autre en H. C'est pourquoi tu as quatre degrés de chaud.

Si tu dis que le chaud est au cinquième degré dans une herbe, où il y a plus de chaud qu'en E, tu affirmes alors que le sec est à un degré sensible en H. Mais, comme cela ne peut

1. Le raisonnement qui précède s'applique en réalité au simple K, où le sec est au quatrième degré, le froid au troisième, le chaud au deuxième, l'humide au premier. K est de complexion sèche et froide, donc opposée à la complexion humide et chaude, celle de O et non celle de E, chaude et sèche.

2. Les expressions *sensus corporales*, *sensus sensuales* sont employées indifféremment pour désigner les cinq sens traditionnels, auxquelsLulle ajoutera plus tard la faculté de parler.

3. Voir ci-dessus, I, chap. 1, les degrés des simples désignés par les lettres EFGH.

être, il est manifeste que le chaud ne s'élève pas au-dessus du quatrième degré, ni ne descend au-dessous du premier degré sensible. En H, les fractions de sec, d'humide et de froid sont à des degrés intelligibles[1], en si petite quantité qu'elles n'arrivent pas à être à des degrés sensibles. Le sec est au troisième degré intelligible, l'humide au deuxième, le froid au premier, selon l'ordre des degrés supérieurs, sensibles, en E, F et G.

Parce que la terre, l'air, l'eau sont des éléments qui existent par eux-mêmes, et parce que certaines herbes sont reconnues comme ayant plus la qualité du sec que du chaud, de l'humide et du froid, que d'autres sont reconnues comme ayant plus la qualité de l'humide que du chaud, du sec et du froid, que d'autres encore sont reconnues comme ayant plus la qualité du froid que du chaud, du sec et de l'humide, il est manifeste, par l'exemple que nous avons donné des degrés en E, que le sec, l'humide et le froid ont chacun un mouvement du premier au quatrième degré. Chaque élément a par lui-même ces degrés, premier, deuxième, troisième, quatrième, lorsqu'il entre dans une composition, dans les individus des espèces, selon les principes énoncés plus haut.

1. Voir ci-dessus, I, note 1, p. 52.

Chapitre 14

Méthode de recherche des degrés des médicaments d'après les auteurs et les principes naturels

Les opinions des auteurs peuvent se contredire, mais les principes naturels ne peuvent contredire la nature. Comme les anciens ont des opinions différentes sur les qualités et les complexions des herbes et des médecines simples, il faut rechercher ce qui dans leurs dires s'accorde le mieux avec les principes naturels, et ce qui leur est contraire. Il faut affirmer ensuite ce qui s'accorde avec les principes naturels, d'après les conditions de cet art.

Avicenne dit que dans l'agnus-castus le chaud est au premier degré, le sec au deuxième degré; Platearius écrit que le chaud et le sec y sont au troisième degré[1]. Avicenne a commis une erreur, d'après les principes naturels. Parce que le chaud est en effet d'un degré plus élevé que le sec dans une herbe de complexion chaude et sèche, et cela parce que le feu est de complexion chaude et sèche, tandis que la terre est de complexion sèche et froide, si l'agnus-castus est de complexion chaude et sèche, il faut nécessairement que le

10. Agnus-castus (lat. *vitex*), gattilier: arbrisseau de la famille des verbénacées, qui pousse sur le pourtour de la Méditerranée. Son fruit est une drupe, dont le noyau est creusé de quatre loges. Il passait pour anaphrodisiaque. Pour Avicenne (*Canon de la médecine*, II, 44: éd. citée, p. 266), l'agnus-castus est chaud au premier degré, sec au deuxième. Platearius suit Galien, pour qui cette plante était chaude et sèche au troisième degré (*De simplicium medicamentorum facultatibus*, dans *Opera medica*, IV, Venise, 1561, fol. 42b).

chaud soit d'un degré plus élevé que le sec. Si cela n'était pas, l'herbe contredirait les principes naturels, ce qui est impossible.

Platearius s'est trompé en disant que les deux qualités de l'herbe étaient au même degré, puisque le chaud et le sec,ou deux autres qualités, ne peuvent être au même degré, comme nous l'avons dit plus haut. Comme Avicenne et Platearius s'accordent à définir cette herbe comme étant de complexion chaude et sèche, et parce qu'il est vraisemblable que, par l'expérience qu'ils ont eue, on doive la considérer comme étant de complexion chaude et sèche, il faut rechercher à quel degré de chaud et à quel degré de sec. Si, en effet, elle est au premier degré de sec, elle doit être au deuxième degré de chaud; si elle est au deuxième degré de sec, elle doit être au troisième degré de chaud; si elle est au troisième degré de sec, elle doit être au quatrième degré de chaud. Une recherche de ce genre doit être faite en associant l'une avec l'autre les lettres de l'alphabet EFGHKLMNOPQRSTVY, selon l'art du mélange présenté au chapitre 12[1]. En effet, si l'agnus-castus est au premier degré de sec et au deuxième degré de chaud, et si tu le mélanges avec le simple G, il s'ensuivra un équilibre; s'il est au deuxième degré de sec et au troisième degré de chaud, ou au troisième degré de sec et au quatrième degré de chaud, il s'ensuivrait une opération plus élevée ou au contraire plus basse[2].

Avicenne dit que le vif-argent[3] est au deuxième ou au

1. Voir ci-dessus, chap. 12.

2. Dans le premier cas, le simple G, tout comme l'agnus-castus, a le chaud au deuxième degré et le sec au premier. Dans les deux autres cas, le mélange de l'agnus-castus et de G se traduirait par la supériorité du chaud et du sec dans l'agnus-castus et par l'infériorité de ces deux qualités en G..

3. Le vif-argent ou mercure. Pour Avicenne (*ouv. cité*, II, 47: p. 267), le vif-argent est effectivement froid et humide au deuxième degré.

troisième degré d'humide et de froid. Platearius lui attribue le quatrième degré d'humide. D'autres auteurs lui attribuent le quatrième degré d'humide et de froid. Parce qu'Avicenne s'est trompé en lui attribuant le deuxième ou le troisième degré d'humide et de froid, parce que Platearius lui attribue une prédominance du quatrième degré d'humide, et d'autres une prédominance du quatrième degré d'humide et de froid, selon ce qui est vraisemblable et d'après leur expérience à ce sujet, il apparaît que le vif-argent peut être au quatrième degré d'humide ou de froid. Pour prouver s'il est au quatrième degré d'humide ou de froid, il faut le mélanger avec les simples E et K. Si le vif-argent tend plus vers le chaud que vers le sec, il est manifeste que sa qualité est au quatrième degré d'humide et au troisième degré de chaud, mais s'il tend plus vers le sec que vers le chaud, il est manifeste que sa qualité est au quatrième degré de froid et au troisième de sec[1].

Avicenne dit que l'aristoloche est au troisième degré de chaud et au deuxième de sec. Platearius écrit qu'elle est au deuxième degré de chaud[2]. Parce qu'Avicenne suit la nature en posant le chaud à un degré plus élevé que le sec dans la complexion chaude et sèche, tandis que Platearius ne suit pas la nature, nous devons admettre ce que dit Avicenne au sujet de cette herbe, plutôt que ce que dit Platearius.

Parce qu'Avicenne et Platearius s'accordent à dire que le baume[3] est au deuxième degré de chaud et de sec, nous devons

1. Le simple E apporte le chaud au quatrième degré et le sec au troisième ; K apporte le sec au quatrième degré et le froid au troisième. Mais il est difficile d'arriver à la conclusion de l'auteur.

2. L'aristoloche, *aristolochia clematitis*, a des vertus vomitives. Pour Avicenne (*ouv. cité*, II, 50: p. 268), elle était chaude au troisième degré, sèche au deuxième. Pour Platearius (*Livre des simples médecines*, 83: p. 15), elle était chaude et sèche au second degré.

3. Le baume, *opobalsamum*, résine odoriférante du baumier ou balsamier, était employé comme calmant. (Avicenne, *ouv. cité*, II, 84: p. 279; Platearius, *ouv. cité*, 119: p. 23).

convenir que le baume est de qualité chaude et sèche. Nous devons rechercher si dans le baume le sec est au premier ou au deuxième degré. Si le sec est au premier degré, le chaud doit être au deuxième degré; si le sec est au deuxième degré, le chaud doit être au troisième degré. Nous pourrons savoir ce qu'il en est en ajoutant et en mélangeant au baume le simple S, et en considérant l'opposition la plus grande ou la plus petite. Si, en effet, le baume est au deuxième degré de chaud, il ne s'opposera pas à S comme il le ferait s'il était au troisième degré de chaud. Selon que l'opposition sera plus ou moins grande, tu peux savoir le degré de sec et le degré de chaud dans le baume.

Avicenne dit que la fumeterre[1] est au premier degré de froid et au deuxième degré de sec. Constantin dit qu'elle est froide et sèche, sans indiquer le degré. Platearius lui attribue le premier degré de chaud et le deuxième degré de sec. Parce qu'Avicenne tient compte de la valeur des mots[2], que Constantin ne précise ni le degré de chaud, ni celui de sec, que Platearius ne tient pas compte de la valeur des mots, il convient d'attribuer à la fumeterre la qualité qu'Avicenne lui attribue.

D'après les exemples que nous avons donnés des opinions de ces auteurs sur quelques médicaments et quelques herbes, et d'après la façon dont doivent être recherchés les degrés dans les médicaments, tu peux savoir rechercher la nature des autres herbes et des autres médicaments, comme nous te l'avons expliqué ci-dessus.

---

1. Fumeterre, *fumus terrae* = fumée de la terre, parce que cette plante médicinale, dépurative, fait pleurer, comme le fait la fumée. Les fleurs de *fumaria officinalis*, séchées, sont employées en infusion. Pour Avicenne (*ouv. cité*, II, 246: p. 315), la fumeterre était terreuse, fluide, avec très peu de feu. Pour Arnaud de Villeneuve (*De simplicibus,* dans *Opera omnia,* Bâle, 1585), elle était chaude et sèche au premier degré.

2. La valeur des mots: en latin *fumus* et *terra*.

Chapitre 15

Principes naturels de recherche des degrés dans les médicaments

Nombreux sont les principes naturels selon lesquels on peut rechercher et découvrir les qualités des médicaments. Citons parmi ces principes: la force, la matière, la couleur, la saveur, l'odeur, le lieu, la pesanteur, la légèreté, le temps, la fluidité, l'épaisseur, la manière d'être, la douceur au toucher, l'aspérité, le son, le chaud, le froid, le sec, l'humide, la quantité, et beaucoup d'autres qu'il serait long d'énumérer. Nous en donnerons brièvement quelques exemples. Cependant au chapitre 11 de ce livre t'a été montrée par quelques exemples la contrariété grâce à laquelle tu peux connaître les qualités des médicaments[1].

1. *Force et matière.*

Le grain de poivre est plus petit que la racine de gingembre[2]. Mais parce que le chaud est plus piquant et plus fort dans le poivre que dans le gingembre, il est prouvé que le feu, chaud par lui-même et sec par accident, correspond plus à une quantité de force qu'à une quantité de matière.Si, en effet, le chaud correspondait aussi bien à une quantité de matière qu'à une quantité de force, le gingembre aurait un degré de chaud plus élevé que le poivre. Mais, parce que le chaud est à

1. Voir ci-dessus, III, chap. 11.

2. Pour Averroès (*Colliget*, V, 42), le poivre était chaud et sec au troisième degré, le gingembre était chaud au troisième degré, avec beaucoup d'humidité.

un degré plus élevé dans le poivre que dans le gingembre, quoique la matière de gingembre soit en plus grande quantité que celle du poivre, il t'est révélé au contraire que le froid de l'eau, froide par elle-même et humide par accident, correspond plus et mieux que le chaud à une plus grande quantité de matière qu'à une plus grande quantité de force. C'est pourquoi la matière du froid est en plus grande quantité dans la courge que dans l'opium, parce que l'opium est sec et froid, tandis que la courge est froide et humide[1]. Si le froid correspondait plus à la matière qu'à la force[2], il serait plus fort dans la courge que dans l'opium, ce dont nous voyons manifestement le contraire, puisque le froid est au deuxième degré dans la courge et au troisième degré dans l'opium. Ainsi t'est révélé par l'exemple de l'eau simple[3], que le froid correspond mieux à la force qu'à la matière, puisqu'il est au troisième degré dans l'opium et seulement au deuxième degré dans la courge, bien qu'il ait plus de matière dans la courge que dans l'opium. Cependant, à cause de l'humide, le froid dans la courge s'accorde mieux avec la matière qu'avec la force.

Par ce que nous venons de dire t'est révélée la nature de l'air et celle de la terre, puisque l'air s'accorde avec l'eau, la terre avec le feu. Tu peux comprendre ainsi que l'humide est à un degré plus élevé dans un corps de complexion humide et chaude, bien que ce corps soit plus petit que le corps de complexion froide et humide. Le sec est à un degré plus élevé dans un corps de complexion chaude et sèche, c'est-à-dire

---

1. Pour Platearius (*ouv. cité*, 867: p. 143), l'opium était froid au quatrième degré, sec au deuxième. Pour Arnaud de Villeneuve (*ouv. cité)* il était froid au quatrième degré, tandis que la courge était froide et humide au deuxième degré.

2. Le texte porte: si le froid correspondait *plus* à la force qu'à la matière, mais c'est une erreur contredite par le contexte.

3. L'eau est dite simple par sa qualité propre, le froid.

dans le simple E, que dans un corps de complexion sèche et froide, c'est-à-dire dans le simple K, bien que le corps de complexion sèche et froide puisse être matériellement plus grand que le corps de complexion chaude et sèche.

Si tu as compris ce principe, tu peux comprendre ce que sont le plein et le vide, à savoir que le plein correspond mieux à la matière de l'air et de l'eau, le vide à la matière du feu et de la terre. Ainsi, sous une plus petite quantité et un corps plus petit, il peut y avoir une plus grande force de chaud et de sec que d'humide et de froid. C'est pourquoi la matière subtile correspond au chaud et au sec, la matière épaisse à l'humide et au froid. Mais, lorsque dans une espèce le chaud et l'humide ont une force plus grande que le froid et le sec, ils ont aussi une plus grande matière, comme, par exemple, dans un corps mélancolique[1]. Cela est parce que, à partir de l'eau et de la terre, se forme dans un petit corps une matière plus épaisse et plus pleine qu'à partir du feu et de l'air, dont la matière est plus subtile et en un plus grand corps. Cela signifie que la force que l'air a par lui-même est plus subtile que celle qu'il a dans sa participation avec l'eau, et que, de même celle que le feu a par lui-même est plus subtile que celle qu'il a par la terre ou dans l'air[2].

2. *Lieu et pesanteur.*

Si tu as compris les principes énoncés ci-dessus, le lieu qui s'accorde mieux au vide qu'au plein t'est révélé. Parce que le feu et la terre s'accordent plus avec le vide qu'avec le plein, il

1. Passage peu clair, peut-être altéré. Le chaud et l'humide sont les caractéristiques du sang et du tempérament sanguin; le sec et le froid sont les caractéristiques de la mélancolie et du tempérament mélancolique.

2. Chaque élément est plus fort par sa qualité propre que par sa qualité appropriée (ce qu'il reçoit) ou par ce qu'il donne à un autre élément.

t'est signifié que le feu et la terre sont les lieux de l'air et de l'eau, que le feu est l'élément le plus élevé, la terre l'élément le plus bas, que l'herbe qui croît dans les lieux bas et humide est plus lourde que l'herbe qui croît dans les lieux élevés et secs. Ainsi t'est révélé que le chaud et le sec s'accordent avec la légèreté des herbes qui croissent dans les lieux chauds et secs, et que l'humide et le froid s'accordent avec la pesanteur des herbes qui croissent dans les lieux froids et humides.

Par ce principe t'est révélé comment le feu, en recevant le sec de la terre, consume l'eau, et fait ainsi de la terre un récipient vide, afin qu'il soit rempli de chaud, d'humide et de froid. Comme le feu n'a pas autant de pouvoir que l'eau dans l'herbe de complexion froide et humide, l'eau remplit cette herbe d'humide et de froid au point que le chaud ne peut chasser la matière épaisse de l'humide, du sec et du froid. C'est pourquoi ce corps est plus pesant que le corps de complexion chaude et humide, ou chaude et sèche.

De même que dans une chaîne de fer ou une armure, les mailles sont enchaînées les unes aux autres, dans une science démonstrative des principes sont tirés d'autres, et certains principes permettent d'en découvrir d'autres. C'est pourquoi leur découverte te suffit pour connaître d'autres principes, par lesquels tu peux rechercher et connaître les qualités et les degrés des médicaments.

Chapitre 16

Méthode de recherche des quatre degrés dans l'espèce humaine

Parce que les voies par lesquelles nous pouvons rechercher la disposition des degrés dans l'espèce humaine sont nombreuses, nous en indiquerons quelques-unes dans les paragraphes suivants, selon la nature et les conditions des fleurs de l'arbre.

Par les fleurs du quadrangle notre entendement s'élève à observer la perfection et l'équilibre grands et excellents que le Très-Haut, Dieu, créateur de toutes choses, a donnés au corps humain au-dessus des autres corps élémentés. Parce que le corps humain participe à toutes les créatures, pour que son âme soit la forme de la matière la plus noble, cela signifie que, pour ce qui est de la matière et de la forme, tous les degrés de chaud, de sec, d'humide et de froid doivent nécessairement être en acte ou en puisssance dans le corps humain. En effet, s'ils n'y étaient pas, les simples EFGHKLMNOPQRSTVY s'accorderaient et s'entendraient plus et mieux que le corps humain avec l'être et la perfection[1]. Cela est impossible et contre les conditions des fleurs. Afin qu'aucun de ces simples[2] n'ait une forme aussi noble que le corps humain, ni ne soit ordonné à une fin aussi noble, et parce que (l'être et) la perfection s'accordent mieux avec la forme et la matière les

1. L'être humain est la plus noble des créatures. Il convient donc de lui accorder plus que ce que peut posséder une plante, un animal ou un corps brut.

2. Tous ces simples: ceux représentés par toutes les lettres, de E à Y.

plus grandes et les plus nobles, il est signifié que chacune des qualités, le chaud, le sec, l'humide, le froid, est par elle-même en acte ou en puissance au quatrième, au troisième, au deuxième, au premier degré dans le corps humain.

D'une plus grande différence peut être faite une plus grande concordance contre une plus grande contrariété, pour engendrer une plus grande égalité et un plus grand équilibre. C'est pourquoi si tous les degrés de chaud, de sec, d'humide et de froid n'existaient pas dans le corps humain, il n'y aurait en lui ni une différence ni une concordance aussi grandes contre le déséquilibre. S'il n'en était pas ainsi, la sainte pluralité distincte des personnes divines, concordantes et égales sans contrariété, ne serait pas aussi bien connue. Et parce que l'on doit affirmer ce pourquoi elles sont mieux comprises et mieux connues par l'entendement humain, tous les degrés de chaud, de sec, d'humide, de froid sont démontrables dans l'espèce humaine, où ils ont un plus grand équilibre que dans toute autre espèce. Les quatre degrés y sont en effet en acte ou en puissance, selon les différentes complexions des corps humains.

Il est certain que l'être s'accorde avec le (degré) maximum dans le simple E et avec le (degré) minimum dans le simple H[1]. Il est certain aussi que l'être s'accorde mieux avec (le degré) le plus grand dans le mélange des simples E.K.O, que dans le mélange des simples E.S[2]. D'où, parce que le fils de

1. En E, le chaud est au quatrième degré, le sec au troisième, l'humide au deuxième, le froid au premier. En H, le chaud est au premier degré, équivalent de quatre points, le sec est à trois points, l'humide à deux, le froid à un. Dans les deux cas il y a passage du quatrième degré ou du quatrième point au premier, selon une progression arithmétique de raison moins un.

2. L'addition des degrés de E, K et O donne neuf degrés de chaud, huit de sec, sept d'humide, six de froid, ce qui correspond à l'être. Rien de semblable si l'on additionne E et S, ce qui donne cinq degrés pour chacune des qualités, et non une progression arithmétique de raison moins un, comme précédemment.

Dieu a assumé la nature humaine, si tous les degrés de chaud, de sec, d'humide et de froid sont dans la nature humaine, la nature humaine que le fils de Dieu a assumée s'accorde mieux avec l'être, tandis qu'elle s'accorderait mieux avec le non-être si tous les degrés de chaud, de sec, d'humide et de froid n'étaient pas dans la nature humaine. Parce que l'être et la perfection s'accordent ensemble, tandis que s'accordent de même le non -être et l'imperfection, il est ainsi révélé que les quatre degrés des quatre éléments sont dans le corps humain. Par cette démonstration est révélé le secret de la quarantaine que Jésus-Christ passa dans le désert, où il jeûna quarante jours[1], pour signifier quarante mesures de degrés, chacune des quatre complexions ayant dans le corps humain dix points[2], produits par l'addition de quatre, trois, deux et un. Ce jeûne t'est prescrit pour détruire l'excès de ces quarante points.

La vérité est que dans les simples EFGH, KLMN, OPQR, STVY, les quatrième, troisième, deuxième et premier degrés ne se modifient ni ne s'altèrent en aucune manière d'une espèce à l'autre. En effet, dans le simple E le chaud est toujours au quatrième degré, le sec au troisième degré, l'humide au deuxième degré, le froid au premier degré. Cependant, dans le corps d'un animal raisonnable le chaud peut être au quatrième degré, le sec au troisième degré, l'humide au deuxième degré, le froid au premier degré, et inversement, parce que certains hommes sont colériques, d'autres sanguins, d'autres flegmatiques, d'autres mélancoliques[3]. Si ces complexions ne pouvaient être dans l'espèce

1. *Matthieu*, IV, 1-2; *Marc*, I, 12-13; *Luc*, IV, 1-2.

2. Dix points, ou plutôt dix degrés, somme des degrés des qualités de chaque complexion: quatrième, troisième, deuxième, premier.

3. Les quatre complexions ou tempéraments correspondent aux quatre humeurs. On a ainsi les colériques, avec le chaud, le sec, l'humide, le froid dans un ordre descendant; les sanguins, avec l'humide, le chaud, le froid, le sec, dans le même ordre; les flegmatiques, avec le froid, l'humide, le sec, le chaud, toujours dans le même ordre; les mélancoliques, avec le sec, le froid, le chaud, l'humide, dans le même ordre également.

humaine, une complexion ne pourrait être changée en une autre dans le corps humain. Parce que cela peut être et arrive souvent[1], il est démontré que dans le corps humain, lorsqu'une complexion est en acte au quatrième degré, les trois autres y sont en puissance. Si elles n'y étaient pas, elles ne pourraient en effet venir en acte. Mais, parce que, d'après ce qui vient d'être dit, lorsqu'une complexion est en acte au quatrième degré, les trois autres le sont en puissance, il t'est révélé que les degrés en puissance et intelligibles sous les degrés en acte, sont plus noblement disposés que les degrés intelligibles en FGH, LMN, PQR, TVY, impuissants à devenir des degrés sensibles[2]. Il t'est signifié ainsi que la matière, sujet de la forme humaine, est plus noble que la matière, sujet des formes des corps inanimés.

Le chaud et l'humide s'accordent pour engendrer la chaleur naturelle, grâce à laquelle la vie se conserve chez les animaux. Le sec et le froid s'accordent pour engendrer la maladie, contraire à la vie. Lorsque le chaud et l'humide sont au quatrième degré, ils s'opposent plus à la mort que lorsqu'ils ne sont qu'au troisième, au deuxième ou au premier degré; le sec et le froid s'opposent plus à la vie lorsqu'ils sont au quatrième degré que lorsqu'ils sont au troisième, au deuxième ou au premier degré. Si dans l'espèce humaine, le chaud, le sec, l'humide et le froid peuvent être au quatrième, au troisième, au deuxième ou au premier degré, différemment cependant par une diversité d'acte, de puissance et de temps, plus manifeste est la justice divine qui, par la faute du péché originel, oppose la vie et la mort selon l'ordre de la nature, plus qu'elle ne

---

1. Lulle admet, après d'autres, la possibilité pour un tempérament, - on pourrait dire "un caractère" -, de se modifier. C'est ce qui apparaît dans la formation de la personnalité, qui ne résulte pas de façon stricte d'un caractère donné.

2. En FGH, LMN, PQR, TVY, le plus haut degré est le troisième et certaines des qualités ne sont qu'à des degrés intelligibles, c'est-à-dire des points.

ferait si le quatrième, le troisième, le deuxième, le premier degré ne pouvaient être dans chaque complexion de l'espèce humaine[1].

Si les quatre degrés n'étaient pas en puissance dans le corps humain, lorsqu'il absorberait des aliments au quatrième degré, ceux-ci lui seraient si contraires ou si concordants que sous le quatrième degré seraient détruites les complexions au troisième, au deuxième et au premier degré, contraires au quatrième degré. Cependant, parce que chaque complexion dans le corps humain est potentiellement au quatrième degré sous la complexion dominante, elle-même en acte au quatrième degré, lorsque l'on boit ou l'on mange une espèce au quatrième degré, la nature court vers l'excès avec le quatrième degré, qui va de la puissance à l'acte contre la matière et la force actuellement au quatrième degré, en opposition à l'esprit vital et naturel[2].

Plus noble est l'inférieur et bien plus noble est le supérieur. D'où, plus noble et plus fort est le chaud au quatrième degré qui domine le sec, l'humide et le froid, eux-mêmes potentiellement au quatrième degré. Et plus noble est ce qui est en acte ou en puissance, plus l'homme est apte au libre arbitre. Et parce que l'on doit affirmer que le libre arbitre est ce qu'il y a de meilleur chez l'homme, il t'est révélé que chez l'homme le chaud, le sec, l'humide et le froid sont au quatrième, au troisième, au deuxième et au premier degré.

Sous le comprendre est l'imaginer, sous l'imaginer le sentir,le sentir la vie végétative. Cela signifie que toutes ces

1. Complexion est, comme plus haut, synonyme de tempérament.

2. L'esprit vital est le principe immatériel de la vie, "haleine de vie" de *Genèse*, II, 7; VII, 22. Voir l'expression "rendre l'esprit", équivalent de "rendre l'âme".

opérations sont nobles dans la noblesse de l'entendre, parce qu'il est leur fin. La noblesse de l'entendre réside plus dans l'entendement que dans les facultés qui sont sous lui. Donc, si dans un corps (de tempérament) sanguin, l'humide est en acte au quatrième degré, et si, sous ce quatrième degré, le chaud est en acte au troisième degré, le froid au deuxième degré, le sec au premier degré, et si sous ces qualités en acte, sont en puissance le quatrième degré de chaud, de froid et de sec, le deuxième et le premier degré de chaud, le troisième et le premier degré de froid, le troisième et le deuxième degré de sec, le troisième, le deuxième et le premier degré d'humide[1], il est manifeste que, pour cette raison, la puissance et l'acte s'accordent mieux avec l'être. Cet être t'est signifié par ce qui est plus noblement au-dessus de[2] la végétative, de la sensitive et de l'imaginative. Il t'est montré aussi que, dans le corps humain il existe, en acte et en puissance, un équilibre plus grand que dans tout autre corps élémenté. En considérant cet équilibre et les conditions des fleurs de l'arbre, il t'est donc signifié que les degrés dont il est question ci-dessus sont dans le corps humain, comme cela a été dit plus haut.

De même que dans le simple F le chaud n'est pas au quatrième degré, chez un colérique le chaud peut n'être qu'au troisième, au deuxième ou au premier degré. Il en est de même pour le sec, l'humide et le froid. Mais cependant, chez l'homme le chaud est en puissance au quatrième degré, ce qui est impossible dans le simple F. Il en est de même des autres complexions[3].

---

1. Il est difficile de suivre cette énumération de qualités et de degrés: le texte semble altéré.

2. Texte fautif, corrigé. Il porte *inferius sub*, ce qui est une erreur manifeste puisqu'il est dit très justement plus haut que l'entendement est, par sa noblesse, supérieur à la vie végétative, à la sensibilité et à l'imagination.

3. "Complexion", pour "qualité".

Nous pourrions te dire de nombreuses autres raisons au sujet des degrés, que nous avons recherchés, trouvés, et que nous avons brièvement montrés. Mais, parce que nous évitons la prolixité, nous nous arrêtons là pour le moment. Nous te conseillons de bien confier à ta mémoire la disposition des degrés dans le corps humain. En effet, savoir cela t'est bien nécessaire, à toi médecin, afin que tu saches régler ton opération et ta pratique. Cette disposition t'a été montrée plus haut.

VI

GÉNÉRATION ET CORRUPTION

Chapitre 17

Génération et corruption dans le simple E

Il nous faut rechercher la génération et la corruption de quatre façons: dans le simple E, dans le mélange des simples EFGHKLMNOPQRSTVY, chez les animaux, dans les métaux[1]. Dans ces quatre domaines les secrets de la génération et de la corruption sont cachés à l'entendement humain; ils lui sont révélés par cet art, brièvement, en suivant les conditions des fleurs de l'arbre.

Pour rechercher et comprendre la génération et la corruption en E, il te faut recourir à la deuxième partie[2], savoir la disposition des degrés en E, c'est-à-dire que le chaud y est supérieur d'un degré au sec, de deux degrés à l'humide, de trois degrés au froid. C'est pourquoi en E le chaud comporte quatre parts: la première, suprême, est au quatrième degré; la deuxième est en quantité égale au sec, qui dessèche au troisième degré la matière du chaud; la troisième est en quantité égale à l'humide, le feu échauffant au deuxième degré la matière de l'humide; la quatrième part est de quantité égale au froid, le feu échauffant la matière du froid.

La première part de chaud est simple et active, non passive. Si, en effet, elle était passive, ce en quoi elle opérerait devrait être à la fois actif et passif au quatrième degré, ce qui est contradictoire. Ce quatrième degré est la matière simple et

1. Le mot "métaux" désigne anciennement les minéraux.
2. Voir ci-dessus, II, chap. 8.

invisible qui désire naturellement conserver l'espèce E. Dans ce quatrième degré est la forme naturelle, universelle, incorporelle, exemplaire des formes corporelles, particulières, engendrables et corruptibles.

Au début de la génération du simple E, le quatrième degré de chaud engendre un point simple, qui descend vers la terre pour recevoir un point de sec. Le point engendré est ainsi divisé en six part[1]: trois sont le sujet du sec, et c'est pourquoi le sec comprend trois degrés; le quatrième degré de chaud donne deux parts du point engendré à la matière de l'humide, et c'est pourquoi il y a deux degrés en cette matière; le quatrième degré de chaud donne sa sixième part à la matière du froid, et c'est pourquoi le froid n'est qu'au premier degré en E. Puisqu'il en est ainsi, le septième point[2] t'est révélé, c'est-à-dire le quatrième degré, puissant, seigneur, dirigeant, qui, avec l'aide des sept planètes, meut en E les autres degrés vers la génération au début, vers la corruption à la fin.

Comme il vient d'être dit, la génération de E est au début en un point du chaud, puis en un autre du sec, et alors est engendrée et constituée une ligne à partir de deux points; puis un autre point est engendré, celui de l'humide, et alors à partir de trois points est engendrée une ligne qui contient une surface; ensuite est engendré un quatrième point, celui du froid, et alors est engendré et constitué un corps doté d'une longueur, d'une largeur et d'une profondeur, dans lequel cette

1. Le quatrième degré de chaud peut se diviser en six parts, si l'on admet que les trois parts de sec qu'il reçoit s'ajoutent aux trois parts qu'il donne à l'humide et au froid. Il serait plus logique de dire que ces parts s'équilibrent. Ce que veut dire l'auteur, c'est que le quatrième degré de chaud est supérieur à la fois au troisième degré de sec, au deuxième degré d'humide et au premier degré de froid.

2. Supérieur à six degrés (de sec, d'humide, de froid), le quatrième degré de chaud peut être considéré comme étant le septième point, désigné aussi sous l'appellation de "point simple".

génération est aussitôt achevée[1]. Cependant, selon que l'appétit nature[2] du quatrième degré de chaud en E correspond mieux à un degré qu'à un autre, nous avons nommé le premier et le dernier (degré), si l'on peut s'exprimer ainsi.

La corruption est signifiée par ce que nous venons de dire de la génération. En effet, de même que par son appétit naturel le feu s'accorde plus avec un point qu'avec un autre, la corruption commence par corrompre le point de l'élément avec lequel il s'accorde le moins.

De même que pour voir il faut un instrument, à savoir l'oeil corporel, l'air et un objet éclairé, la génération et la corruption doivent avoir un instrument fait du temps, du lieu et du principe, c'est-à-dire une semence, l'influence des corps célestes, et l'appétit naturel à conserver l'espèce E, à rechercher l'union simple de la matière première et de sa forme simple. Par cette recherche, les formes potentielles tendent à l'acte par la génération, les formes actuelles tendent à la corruption, suivant que le quatrième degré de chaud en E s'accorde avec les instruments indiqués ci-dessus.

D'après nos exemples de la génération et de la corruption dans le simple E, tu peux connaître la génération et la corruption des autres espèces végétales[3]. Ces espèces sont celles que cet art désigne par les lettres de l'alphabet.

1. Cette explication du septième point reproduit celle proposée en II, chap.8. Voir ci-dessus, II, note 1, p.81.

2. L'appétit naturel, *appetitus naturalis*, c'est l'instinct. Dans l'univers finalisé du Moyen Age, les éléments sont doués d'instinct, d'appétit, de désir, tout comme les animaux.

3. Les espèces végétales sont celles qui sont soumises à la faculté végétative, *quae sunt sub potentia vegetativa.*

Chapitre 18

Génération et corruption dans les mélanges de simples

Par ordonnance divine, les herbes, les racines, les graines, les plantes[1], etc. ont différentes vertus. D'où, si tu mélanges E et F, ou E et K, etc. selon les degrés et les vertus que le chaud, le sec, l'humide et le froid ont dans ce mélange, et selon les vertus correspondant aux trois triangles et au quadrangle de cet art, une humeur est corrompue ou détruite dans le corps du malade auquel tu administres la décoction que tu confectionnes avec les herbes en question. Cela, tu peux le savoir par les exemples qui te sont donnés dans le triangle rouge de la deuxième partie.

De même que dans le simple E le chaud tend vers une fin, dans le mélange E.F ou E.K, des vertus et des degrés différents tendent vers une seule fin, chacun détruisant ce vers quoi il tend par lui-même selon sa propre finalité et tendant avec les autres vers une autre fin, engendrée par la communauté des différentes finalités.

En engendrant le sec dans la matière du chaud, la terre détruit l'équilibre que le chaud et l'humide réalisent, du fait que le feu engendre le chaud dans la matière de l'humide. En recevant en lui-même la génération du sec, le feu détruit l'équilibre entre la terre et l'eau. En engendrant le chaud dans

1. Les plantes, *plantae*, désignent les plantes ligneuses, pour les distinguer des plantes herbacées, *herbae*.

la matière de l'humide, le feu s'oppose à l'équilibre de l'humide et du froid dans la matière de l'air et dans celle de l'eau. Il en est de même des autres éléments, d'après ce qui t'est indiqué au chapitre 11, sur la contrariété.

Si tu mélanges les simples E.K.O.S, tu peux comprendre, d'après l'exemple qui vient de t'être donné, que dans le quatrième degré du mélange E.K.O.S se constitue et s'engendre une seule fin, et que se détruit la fin particulière que chaque simple[1] a par lui-même. D'où, lorsque, selon le moment ou l'aide des corps célestes, un simple domine les autres, il meut ceux-ci vers sa fin propre, détruit la fin commune, et, dans la mesure où il isole les autres, il les ramène à sa propre fin particulière, qui lui convient naturellement. Si la matière ne peut être commune à tous les simples, alors un simple chasse l'autre et les formes actuelles et potentielles de la matière détruite sous l'espèce se détruisent. Cela, tu peux le comprendre par les triangles et le quadrangle.

Si tu mélanges les simples E.S, alors se réalise l'équilibre de tous les degrés qui sont sous le quatrième, et cet équilibre tend vers une fin unique. Mais les quatrièmes degrés de E et de S, qui sont simples et au-dessus de l'équilibre, c'est-à-dire au septième point, lequel est prédominant et t'a été révélé dans le simple E au chapitre 17[2], ces quatrièmes degrés recouvrent leurs parts en détruisant l'équilibre engendré par les six points qui sont sous le septième. C'est pourquoi dans le quatrième degré, c'est-à-dire dans le septième point, le simple E tend à engendrer le chaud, tandis que le simple S tend à engendrer le froid.

1. "Simple" pour *littera*. Même remarque aux phrases suivantes.
2. Voir ci-dessus, notes 1 et 2 p. 140.

De même que le quatrième degré est au-dessus des six points constitués, si tu mélanges les simples F.L, F.P ou F.T, le troisième degré de F est au-dessus de ses deux degrés propres, associés aux deux degrés qu'il a de la terre, et au-dessus de son degré propre, associé au degré qu'il a de l'air. Il en est de même si L est mélangé à F. C'est pourquoi les troisièmes degrés de F, de L, de P ou de T sont divers points d'équilibre, matière à la génération. Ce sont quatre troisièmes degrés, au-dessous des quatre quatrièmes degrés, actifs et agissants sur ceux qui sont au-dessous d'eux. Chacun d'eux désire sa nature simple, et dans la matière tous ensemble désirent une fin constituée de points associés. Il en va de même si tu mélanges les simples G.M.Q.V ou H.N.R.Y, car tous ces mélanges suivent l'ordonnance du mélange E.K.O.S. Selon cette ordonnance, tu peux comprendre comment dans l'espèce humaine le point simple en acte, qui domine les autres points associés, peut être au troisième ou au deuxième degré de chaud, de sec, d'humide, de froid, et que les quatrièmes degrés sont en puissance. C'est pourquoi dans l'espèce humaine, les complexions s'accordent parfois avec le supérieur, parfois avec l'inférieur.

Si tu comprends bien les degrés indiqués ci-dessus et leur mélange, tu comprendras comment certains éléments simples sortent de leur propre sphère et se mélangent aux autres, comment chacun d'eux est simple dans les sphères des autres, comment il s'y associe, et comment tous agissent pour manifester leur activité, afin de mieux s'accorder avec l'être. Puisque l'être et l'action sont éloignés de la privation, que le non-être[1] et l'inaction en sont proches, et parce que la composition en est également proche, les éléments simples

11. Erreur du texte, qui indique *esse*, l'être. Celui-ci ne peut être proche de la privation.

désirent une action simple, éloignée de la privation. C'est pourquoi chacun d'eux entre dans les sphères des autres, car ils ne peuvent en eux-mêmes accomplir une action simple. Si tu comprends bien cela, tu comprendras les principes de la génération et de la corruption, l'appétit naturel des quatre éléments simples, leur mélange, leur mouvement, leur association.

Chapitre 19

Génération et corruption chez les animaux

D'après ce que nous avons dit du quatrième degré chez les animaux, dans la cinquième partie[1], le secret de la génération et de la corruption des animaux t'est révélé. En effet, de même que le quatrième degré des simples K,O,S, est sous le quatrième degré de chaud de E, et que chez le colérique le quatrième degré de chaud est en acte, tandis que les quatrièmes degrés de sec, d'humide, de froid, y sont en puissance, dans l'accouplement de l'homme et de la femme deux quatrièmes degrés sont en acte, et les six autres en puissance. Parce que ceux qui sont en puissance désirent être en acte, afin de mieux s'accorder avec l'être et s'éloigner du non-être, du sperme qui sort de l'homme et que la femme reçoit, sort et naît un quatrième degré en acte, qui a au-dessous de lui trois quatrièmes degrés en puissance. Par suite des influences masculine et féminine, et du très grand appétit que les degrés en puissance ont d'être en acte, un quatrième degré est nouvellement engendré, désireux de conserver l'espèce humaine et qui a sous lui des degrés en puissance, pourvus du même désir. De tout ce désir se forme un être[2], de même espèce que l'homme et la femme.

Tu sais que le feu visible dans la flamme de la chandelle est en acte, et que les autres éléments y sont invisibles, sous la

---

12. Voir ci-dessus, V, chap. 16.

13. Le texte emploie le mot *suppositum*, qui désigne "une substance singulière complète." (Blaise, *Lexicon latinitatis Medii Aevi*).

forme du feu visible. Du feu que tu vois, des autres éléments que tu ne vois pas, et du feu en puissance dans la chandelle allumée, sort et naît une autre substance, la fumée, c'est-à-dire du feu qui va de la génération à la corruption, parce qu'il ne peut être en même temps avec le feu qui passe de la puissance à l'acte. Si tu comprends cette explication, tu comprendras comment de l'homme et de la femme vient en acte le corps de l'enfant, qui était en puissance dans leur matière. Parce que la matière dont l'enfant est engendré ne peut être prise en même temps chez le père et la mère, parce que les degrés indiqués ci-dessus ont le plus grand désir d'être et de s'éloigner du non-être, et parce que l'influence des corps célestes favorise cette génération, avec l'aide de la puissance divine, est engendré et conservé un produit doté d'un mouvement naturel, par lequel les formes en puissance viennent en acte. D'où, selon la disposition des degrés chez le père et la mère, selon leur alimentation[1], selon l'équilibre et le moment des corps célestes et des quatre éléments, l'enfant reçoit une complexion au quatrième, au troisième, au deuxième ou au premier degré.

Si tu as compris ces principes, il t'est révélé pourquoi l'homme et la femme éprouvent du plaisir quand ils engendrent l'enfant. La raison est que le quatrième degré en puissance dans la matière de l'homme et de la femme est venu en acte. Par ce passage à l'acte, le plaisir est ressenti chez l'homme et chez la femme. Cela signifie métaphoriquement que l'être est désirable et que le non-être est haïssable. Puisqu'il en est ainsi, il est révélé que la génération s'accorde avec l'appétit charnel et la corruption avec la répulsion[2].

D'après ce que tu as compris de la génération, tu peux

1. A noter l'importance de l'alimentation. Voir Arnaud de Villeneuve, *De regimine sanitatis* (*Opera omnia,* Bâle, 1585, col. 657-788).

2. Appétit charnel: *concupiscentia*; répulsion: *irascibilitas*.

comprendre ce qu'est la corruption. Tant que dure l'humidité sujette à l'opération du chaud, tant que dure le chaud sujet à l'opération du sec, tant que dure le froid sujet à l'opération de l'humide, et tant que dure le sec sujet à l'opération du froid, la génération de l'enfant est conservée et stimulée. Lorsque la matière manque pour ces opérations, alors commence la corruption, qui arrête ces opérations, en abandonnant la forme actuelle et en en prenant une nouvelle. Tout cela t'est signifié par les triangles indiqués plus haut.

De même que la génération se fait par addition, la corruption se forme par diminution. De même que la génération se forme et se conserve par le manger et le boire, c'est-à-dire grâce à la nourriture, la corruption naît de la faim et de la soif, c'est-à-dire du manque de nourriture. De même que la génération provient de l'association et du mélange des éléments, la corruption provient de leur séparation. De même que la génération se conserve par les opérations de l'appétitive, de la rétentive, de la digestive et de l'expulsive[1], la corruption provient de la privation de ces mêmes facultés.

Parce que dans l'espèce humaine les quatrièmes degrés de chaud, de sec, d'humide, de froid, passent de la puissance à l'acte et de l'acte à la puissance, suivant les différentes complexions des hommes, il t'est révélé que dans le corps humain est engendré un équilibre ou un déséquilibre plus

1. Ces quatre fonctions sont essentielles et doivent s'équilibrer, car, "lorsque l'appétitive désire plus que la rétentive ne peut retenir ni la digestive digérer, il y a une concordance plus grande avec la corruption qu'avec la génération, avec la destruction qu'avec le développement. Lorsque la rétentive retient les matières grossières non digestibles contre l'expulsive, la tendance est à la destruction et à la corruption. Lorsque la digestive ne digère pas comme il convient à l'alimentation de la plante ou de l'animal, elle contrarie la génération et le développement. Lorsque l'expulsive est trop forte ou trop faible, la substance se corrompt." (*Arbre de science*, II, 3: *Obres essencials*, I, Barcelone, 1957, p. 592).

grand que dans tout autre corps. Par suite de son plus grand équilibre il est de toutes les créatures la plus noble; par suite de son plus grand déséquilibre il en est la moins noble, parce que ce déséquilibre révèle le péché originel. Ce même déséquilibre se manifeste après la mort du corps humain. De celui-ci ne peut découler aucune action, de même que des autres corps, bons à l'usage de l'homme.

Nombreuses sont les sortes de générations chez les animaux, comme la génération d'objets, selon ce qui est dit dans la Grande lecture de l'*Art abrégé de trouver la vérité*[1], comme aussi la génération des cinq sens sensibles et des membres du corps, selon ce qui est dit dans le *Livre des animaux*[2]. Mais, parce qu'il serait trop long d'en parler et parce que ce n'est pas le sujet de ce livre, nous ne voulons rien en dire ici.

Par ce que tu as compris de la génération naturelle chez l'animal raisonnable, tu peux comprendre la génération chez les animaux non raisonnables, tu peux aussi comprendre la génération des puces, des poux, des mouches, des serpents, des vers, et d'autres animaux semblables. Cette génération se fait sous l'influence des corps célestes et de la matière animée sujette à la corruption[3]. Parce que l'animalité est si proche de

---

1. Il s'agit d'une oeuvre de Lulle: *Lectura super Artem unveniendi veritatem* (éd. *Opera omnia*, I, Mayence, 1721; réimp. Francfort, 1965).

2.. Le *Livre des animaux, Liber animalibus*, renvoie à un ouvrage d'Aristote. Mais l'indication est vague, car Aristote a écrit plusieurs livres sur les animaux, parmi lesquels *De la génération des animaux* où la formation des différentes parties du corps est traitée (*ouv. cité*, II, 6, 741b-745b, texte et trad. P. Louis, Paris, "Les Belles Lettres", 1961).

3. Il s'agit de la génération spontanée qu'Aristote explique de la façon suivante: "Les animaux et les végétaux naissent dans la terre et dans l'eau, parce que dans la terre existe de l'eau, dans l'eau le souffle, et que celui-ci est tout entier pénétré de chaleur psychique, si bien que tout est, en quelque sorte, plein d'âme. Aussi des êtres ne tardent pas à prendre forme dès que cette chaleur est

cette matière et si unie à elle, parce que les formes animales ont un grand désir de venir en acte, et parce que la matière animée est la puissance de ces formes, ces animaux sont engendrés par corruption.

D'après ce qui vient d'être dit de la génération des animaux non raisonnables, tu peux comprendre la génération des végétaux. Parce que, en effet, les éléments sont mélangés dans des parcelles de graines divisées en atomes[1], qui se meuvent et se mélangent dans l'air, des graines semblables sont engendrées. Cela résulte de la grande influence des corps célestes, des parcelles mélangées de même espèce, et de l'appétit naturel existant dans la forme générale, exemplaire du septième point simple, comme il a été dit au chapitre 17[2], et comme ce sera dit plus clairement dans la dixième partie.

---

enclose en un point. Elle se trouve enclose quand s'échauffent les liquides renfermant des éléments solides, et il se forme alors une espèce de bulle d'écume." (*ouv. cité*, III, 11, 761b-762a, p. 131).

1. Atomes, au sens ancien: corpuscules insécables.
2. Le texte renvoie par erreur à la cinquième partie.

Chapitre 20

Génération et corruption des métaux

Il est manifeste que le premier mouvement est triple: circulaire, ascendant, descendant[1]. Ces trois mouvements meuvent les éléments pour former des corps de trois espèces: les végétaux, les animaux, les métaux. Les éléments se meuvent et sont mûs dans ces trois espèces de corps, en engendrant et en corrompant les formes des individus; ils sont dans ces espèces autre chose que ce qu'ils sont en eux-mêmes, en dehors d'elles.

Le mouvement circulaire est celui du firmament, des sept planètes, des jours, des heures et des instants[2]. Les mouvements ascendants ou descendants sont ceux de la légèreté ou de la pesanteur des éléments et de leur appétit naturel. Ces mouvements sont de deux sortes: naturel et non-

1. "Tous les corps naturels et toutes les grandeurs naturelles sont, prétendons-nous, mobiles de par soi et selon le lieu; nous disons, en effet, que la nature est le principe de leur mouvement. Or tout mouvement selon le lieu, mouvement que nous appelons translation, est rectiligne ou circulaire ou fait du mélange des deux types. Ces deux types sont les seuls simples. La raison en est que ces grandeurs-là seulement sont des grandeurs simples, j'entends la droite et la circonférence. Le mouvement autour du centre est circulaire, et le mouvement vers le haut et le bas est rectiligne. J'appelle mouvement vers le haut celui qui part du centre, et mouvement vers le bas celui qui va vers le centre. Toute translation simple doit donc nécessairement partir du centre, ou se diriger vers le centre, ou se produire autour du centre. C'est là, semble-t-il, une conséquence logique de ce que nous avons dit au début: le corps et, avec lui, son mouvement trouvent leur perfection dans le nombre trois." (Aristote, *Du ciel*, I, 2, 268b: trad. P. P. Moraux, Paris, "Les Belles Lettres", 1965, p. 3).

2. *Puncta*, pluriel de *punctum*: instant, moment, temps très court (en latin classique), et aussi quart d'heure (en latin médiéval).

naturel, comme celui de la pierre lancée vers le haut. Puisqu'il en est ainsi, par ces mouvements il t'est indiqué comment les éléments se meuvent et sont mûs dans les végétaux et chez les animaux, sur terre où se forment les racines, les herbes, les graines, le sperme, pour que les espèces soient conservées.

La formation et la génération des métaux se font à l'intérieur de la terre, selon la disposition de ces mouvements, chaque espèce de métal correspondant à sa propre planète[1]. De même que le corps humain s'alimente en absorbant des choses venues du dehors, en mangeant et en buvant, les métaux se forment à l'intérieur de la terre par ce qui, de la légèreté du feu et de l'air, y descend de la surface par pesanteur et mouvement non-naturel.

Tout comme le poisson ne peut vivre hors de l'eau, les métaux se rouillent et se corrompent lorsqu'ils sont à la surface de la terre, et, par génération, se transforment en une autre espèce, comme les éléments chez les animaux. Tout comme le corps humain tend au non-être par suite de fièvre, d'abcès, de paralysie, et d'autres maladies qui conduisent à la mort, les métaux tendent à se corrompre par la rouille. Si tu vois la rouille dans le fer et non dans l'or, c'est parce que le fer est plus corruptible que l'or. Tu ne peux apercevoir la rouille de l'or que lorsque tu le purifies par le feu.

Un métal ne peut être transformé en un métal d'une autre espèce parce que la génération des métaux se fait naturellement par transformation[2] à l'intérieur de la terre, tout

---

1. Selon l'astrologie traditionnelle, à chaque planète correspond un métal: à Saturne le plomb, à Jupiter l'étain, à Mars le fer, au soleil l'or, àVénus le cuivre, à Mercure le mercure ou vif-argent, à la lune l'argent.

2. Dans ce passage, l'auteur emploie le mot *digestio* pour désigner différentes transformations, tant en ce qui concerne les minéraux qu'en ce qui concerne les animaux et l'homme.

comme dans le corps de l'animal la chair se fait naturellement par transformation du sang, et le sang se fait lui-même par transformation de la nourriture et de la boisson absorbées. Si un métal peut prendre l'aspect d'un autre métal, c'est à la manière du peintre qui fait naître artificiellement dans le bois la forme d'un homme. Cette forme ne correspond pas à sa matière habituelle. Cette discordance montre que la forme, que l'alchimiste donne à une matière étrangère, se corrompt rapidement[1].

Parce que la conservation de l'espèce humaine, avec son appétit naturel, est privilégiée par rapport à celle des autres espèces, et cela parce que les degrés de chaud, de sec, d'humide, de froid y sont plus nobles que dans les autres espèces, la nature met les autres espèces au service de l'espèce humaine. Et parce que les métaux sont nécessaires à la nature humaine, la nature, par disposition divine, engendre les métaux, nécessaires à l'espèce humaine seulement. C'est ainsi qu'est révélée la noblesse de l'espèce humaine.

La corruption des métaux est plus lente que celle des végétaux ou des animaux, parce que leur génération est plus lente et a un commencement plus lointain que la génération des animaux et des végétaux. Si tu comprends cela, et si tu admets ce que ce principe te signifie métaphoriquement, tu comprends que la génération du Fils de Dieu, issu de Dieu le Père, est incorruptible, en ce qu'elle est sans commencement, bien que le Fils soit engendrable.

Autant que nous avons pu, nous avons parlé brièvement de la génération et de la corruption avec les principes énoncés ci-

1. Condamnation de l'alchimie: c'est une constante chez Lulle. Voir *Propos de Lulle sur l'alchimie*, "Bulletin Hispanique" 68 (1966), p. 86-94. La légende de Lulle alchimiste repose sur des ouvrages qui lui sont faussement attribués.

dessus, grâce auxquels tu peux comprendre de nombreux autres principes de la génération et de la corruption.

VII

LES FIÈVRES

Chapitre 21

Les fièvres en général

Pour traiter des fièvres il convient d'avoir en mémoire la racine de l'arbre. Cette racine est divisée en quatre quadrants[1]. Dans chacun d'eux est décrite l'une des humeurs suivantes: la bile, le sang, le flegme, la mélancolie. Ce nombre correspond à la simplicité des éléments et prend la forme de cette figure:

A.C (chaud-humide)
C.D (humide-froid)
D.B (froid-sec)
B.A (sec-chaud)[2]

Cependant, parce que les éléments se mélangent d'une autre façon dans les corps élémentés, c'est d'après le mélange des éléments dans les corps, que nous mélangeons les lettres ABCD dans la figure circulaire, qui indique les fièvres. Cette figure te permet de savoir leur point culminant, leur fin ou la mort du malade. Tu peux ainsi prévoir si le malade va guérir ou mourir de la fièvre.

Si la figure circulaire, racine de l'arbre, avait ses lettres dans le même ordre que le quadrangle[3], le feu serait mélangé à

1. La racine est un cercle, ou, comme il est dit plus bas, une figure circulaire, divisée en quatre parties égales ou quadrants.

2. Les quatre éléments sont, dans l'ordre: l'air, humide et chaud; l'eau, froide et humide; la terre, sèche et froide; le feu, chaud et sec. Ici, il y a interversion des qualités propres et des qualités appropriées.

3. Ce quadrangle est formé "par une ligne droite qui va du feu à l'air par concordance du chaud, (par une deuxième droite qui va) de l'air à l'eau par

l'eau avant de l'être à la terre, puisque la sphère de l'eau est entre le feu et la terre[1]. Mais, parce que le feu est chaud et sec[2], il faut nécessairement que les éléments soient mélangés dans un corps élémenté selon le mélange des lettres de la figure circulaire. Tu peux, d'après ce mélange, connaître les fièvres.

Parce que les espèces de fièvres sont nombreuses et diverses, et parce que nous voulons être bref dans cet art, nous ne considérons que sept espèces de fièvres: la quarte simple, la quarte double, la tierce simple, la tierce double, la quotidienne, la fièvre continue lente et la continue aiguë[3]. Si cet art te permet de connaître ces sept espèces de fièvres, tu peux aussi en connaître d'autres espèces.

Pour connaître les causes de la fièvre, il te faut aller aux triangles rouge, vert et jaune et savoir ce qu'est le quatrième

---

concordance de l'humide, (par une troisième droite qui va) de l'eau à la terre par concordance de froid, (par une quatrième droite qui va) de la terre au feu par concordance de sec. De ces quatre lignes droites et de ces quatre concordances découle dans les corps élémentés un quadrangle naturel par lequel ils sont étendus et épais." (*Arbre de science*, I, iii, 2).

1. "Chacun de ces éléments a son lieu propre qui lui convient le mieux. Ainsi, le lieu du feu est sa sphère contiguë à la sphère de la lune; le lieu de l'air est la sphère contiguë à la sphère du feu; le lieu de l'eau est la sphère contiguë à la sphère de l'air; le lieu de la terre est la sphère contiguë à la sphère de l'eau [...]. La sphère du feu est au-dessus de toutes les autres, parce que le feu a en lui plus de force que les autres éléments, car il a plus de forme et moins de matière. Parce qu'il est plus léger et plus mobile, la sphère la plus haute lui appartient, pour que son mouvement puisse s'accomplir mieux et plus rapidement. Il en est de même de la sphère de l'air, qui doit être au-dessus de la sphère de l'eau, parce que l'air n'a pas autant de matière que l'eau: il est léger, l'eau est pesante. La sphère de l'eau doit être au-dessus de la sphère de la terre, parce que l'eau a moins de matière et qu'elle est moins dense que la terre." (*Arbre de science*, I, iii, 5-6).

2. Le feu a pour qualité appropriée le sec, qui lui vient de la terre, avec laquelle il est en contact direct dans tout corps.

3. Toutes ces fièvres sont définies par le Littré. Leur définition sera mentionnée ci-dessous, au lieu correspondant.

degré simple, actuel, agent, formel[1], comme nous l'avons expliqué au chapitre 17[2]. Tu sauras ainsi comment le quatrième degré, actif par son appétit et sa forme, est corrompu et détruit par la fièvre, et ainsi ne peut avoir sous lui les autres degrés ordonnés à une même fin. C'est pourquoi chaque degré de chaud, de sec, d'humide et de froid désire la fin qui lui convient, et l'un ne se règle ni ne s'ordonne sur un autre. La forme naturelle est détruite, et le chaud, le sec, l'humide et le froid se mélangent dans le désordre. Ce mélange désordonné te révèle la cause de la fièvre, produite par la destruction du quatrième degré actuel le plus noble, qui maintenait sous lui en puissance les autres quatrièmes degrés, pour que l'action des troisièmes, deuxièmes et premiers degrés soit dirigée vers la fin du quatrième degré actuel, plus noble, plus formel.

Parce que le sec et le froid sont cause de la mort, que le chaud et l'humide sont cause de la vie, que la fièvre et la mort s'accordent, et que la mélancolie est de sec et de froid[3], nous traiterons d'abord de la fièvre qui correspond à la mélancolie.

---

1. Formel. "Sens ancien et scolastique: est formel, ou existe formellement, ce qui possède une existence actuelle, effective." (Lalande, *Vocabulaire philosophique*).

2. Voir ci-dessus, VI, chap. 17, note1, p. 141 ; I, chap. 5, note 2, p. 59 ; II, chap. 8, note 1, p. 81.

3. Le sec et le froid, c'est-à-dire la terre: élément dominant chez les mélancoliques, influencés par Saturne, planète terrienne. (*Traité d'astrologie*, p. 45-47).

Chapitre 22

La fièvre quarte simple

La fièvre quarte commence dans la case du sec et du froid, dans la figure circulaire, au quadrant de la mélancolie, et finit dans les autres cases du même quadrant[1]. C'est pourquoi elle évolue de quatre jours en quatre jours[2]. La nature en effet résiste plus et plus fortement dans les trois cases inférieures que dans la case supérieure. Or, dans la case supérieure, la mélancolie résiste plus fortement à la nature. Cette résistance est perçue par l'expérience. C'est pourquoi la mélancolie agit d'une manière perceptible dans la case supérieure, au quatrième jour; la nature agit dans les trois autres cases, qui procurent la santé.

Dans la case du sec et du froid, le quatrième degré simple et naturel du sec se dérègle sous l'influence prédominante de trois points de sec et de trois points de froid, qui se mélangent dans la matière du sec et du froid. Cette influence prédominante ne peut être contenue dans ces six points, et c'est pourquoi elle détruit les deux points de chaud et le point d'humide. Cette destruction du chaud et de l'humide, privée d'action naturelle, fait que leur matière se corrompt. A cause

---

1. Le quadrant de la mélancolie comprend quatre cases: BD (sec-froid), BA (sec-chaud), AC (chaud-humide), CD (humide-froid). Ces quatre cases correspondent respectivement à la terre, au feu, à l'air, à l'eau.

2. Définition du Littré: “fièvre intermittente, qui, laissant aux malades deux jours d'intervalle, revient tous les quatre jours.” Ces quatre jours s'entendent en comptant le premier. On passe ainsi du premier jour au quatrième, du quatrième au septième, etc. La fièvre quarte simple évolue au rythme d'une progression arithmétique de raison 3.

de cette corruption, ces quatre degrés[1] sont désunis et désirent une autre forme pour la matière qu'ils corrompent par dissolution et par division. C'est pourquoi la fièvre quarte se forme et s'engendre ce jour-là.

Dans la case du sec et du chaud, la nature accorde, autant qu'elle peut, les trois points de chaud, afin que la matière du chaud reçoive en ordre les trois points de sec. Dans la case du chaud et de l'humide, la nature dispose comment la matière de l'humide doit recevoir modérément deux points de chaud. Dans la case de l'humide et du froid, la nature dispose comment la matière du froid doit recevoir un point d'humide. Si la nature ne peut établir cet ordre avant le quatrième jour, alors l'influence du sec et du froid revient au quatrième jour et détruit ce que la nature avait disposé contre cette influence. Puisqu'il en est ainsi, d'après ce que tu peux comprendre par la sixième partie[2], tu peux savoir pourquoi la fièvre quarte évolue de quatre jours en quatre jours.

Par ce qui est dit ci-dessus, tu peux connaître l'épaisseur ou la subtilité de la matière élémentaire. En effet, plus la matière est épaisse, plus la fièvre quarte revient tard. Sais-tu pourquoi? Parce que plus la nature a d'espace et de temps dans les cases du sec et du chaud, du chaud et de l'humide, de l'humide et du froid, plus la matière répugne à passer dans une autre case. Il t'est montré ainsi que, si le feu était dans sa sphère un corps simple, séparé des autres éléments, il ne pourrait pas traverser l'eau, qui serait un corps simple dans sa sphère. Le feu n'aurait aucun rapport avec la terre, ne pourrait recevoir d'elle le sec, et la terre ne pourrait agir sur le feu. Il en serait de même de l'humide et du froid.

---

1. Passage peu clair, où les points se substituent aux degrés. Ces quatre degrés sont ceux du chaud, du sec, de l'humide et du froid.

2. Voir ci-dessus, VI, chap. 17.

De même que la semaine accomplit son cours en sept jours, la fièvre quarte accomplit le sien par les quatre cases du quadrant de la mélancolie. Tout comme le premier et le huitième jour sont des débuts de semaines, le sec et le froid marquent le début de la fièvre quarte; et tout comme le premier jour précède le huitième, le sec précède le froid au début de la fièvre quarte. Il en est ainsi parce que le sec est au quatrième degré et le froid au troisième, d'après ce qui se forme dans le simple K[1]. Puisqu'il en est ainsi, tu peux donc savoir que la fièvre quarte commence dans la case du sec et du froid, qu'elle parvient au quatrième jour à la case de l'humide et du froid, qu'elle passe au septième jour dans la case du chaud et de l'humide, qu'elle est au dixième jour dans la case du sec et du chaud, qu'elle revient au treizième jour dans la case du sec et du froid. C'est le jour où elle est la plus forte, parce que la case est elle-même composée de sec et de froid, par lesquels cette fièvre est causée. Il en est de même pour les jours suivants.

Si tu sais comprendre l'utilité de ce qui vient d'être dit, et de ce qui a été dit au paragraphe consacré au mélange E.K, au chapitre 8[2], tu peux connaître de quelle manière la maladie et la nature s'accordent un jour, à un moment, pour s'opposer au plus haut degré l'une à l'autre. Tu peux ainsi connaître le jour du point culminant de la crise, de la fin de la fièvre ou de la mort (du malade). De même, en effet, que la maladie tend plus vers le non-être les jours où elle est la plus forte, il arrive que la nature, dans les jours où elle est la plus forte, tende plus vers l'être que d'autres jours. Si la nature n'est pas vaincue par l'accès le plus fort, lorsque la maladie porte contre elle

1. Dans le simple K, le sec est au quatrième degré, le froid au troisième. Le sec précède donc le froid.

2. Voir ci-dessus, II, chap. 8.

toute sa force, et si le pouvoir de la nature surpasse celui de la maladie, alors un tout est vainqueur d'un autre tout, et réciproquement. Mais cependant, lorsque la nature ne met pas tout son pouvoir contre la maladie, alors celle-ci ne peut vaincre totalement la nature. Sais-tu pourquoi? Parce que la nature n'a pas en acte tout le pouvoir qui demeure en elle en puissance. Il en va de même de la victoire de la nature sur la maladie.

Si tu comprends ce qui vient d'être dit, tu peux élever ton entendement à comprendre comment la maladie et la nature parcourent aussi longtemps les cases de la figure jusqu'à mettre ensemble toutes leurs forces l'une contre l'autre, pour que celles-ci viennent en acte et que rien d'elles ne demeure en puissance. Lorsque les forces actuelles de l'une sont vaincues par celles de l'autre, alors ou l'homme meurt ou la maladie s'achève.

Si toi, médecin, tu veux guérir la maladie, il te faut travailler à ce que ton entendement raisonne par les triangles, jusqu'à ce que tu saches conserver les forces que la nature a en puissance, afin que la maladie ait toutes ses forces en acte avant que la nature ait toutes les siennes, et aussi que la nature ait autant ou plus de forces en acte que la maladie, et qu'il lui en reste en puissance. Ces forces potentielles sont le fondement et le secours des forces actuelles.

Chapitre 23

La fièvre quarte double

La fièvre quarte double[1] commence dans la case du sec et du froid; elle se transporte à la case du chaud et de l'humide, et, du chaud et de l'humide, elle revient au sec et au froid. C'est pourquoi elle est plus mauvaise dans le sec et le froid que dans le chaud et l'humide. Si tu as bien compris ce que nous venons de dire, tu peux comprendre de quelle manière la maladie a un pouvoir actuel et potentiel plus grand dans le sec et le froid que dans le chaud et l'humide, et comment la nature a un pouvoir actuel plus grand dans le chaud et le sec, et un pouvoir potentiel plus grand dans le chaud et l'humide. En effet, plus la maladie fait passer un pouvoir plus grand de la puissance à l'acte contre la nature, plus la nature s'efforce de faire passer le pouvoir le plus grand de la puissance à l'acte, en conservant le pouvoir en acte. Mais cependant, parce que la fièvre est double, la nature est si secouée par la maladie que, celle-ci se prolongeant, le sujet se corrompt et ne peut être disposé contre la maladie, comme il est dit ci-dessus.

La quarte simple et la quarte double sont différentes. En effet, les intermédiaires sont plus mélangés et mieux disposés dans la quarte double qua dans le quarte simple, pour qu'une humeur passe dans d'autres. Parce que la nature n'a pas autant

1. Définition du Littré: "fièvre quarte double, ou, substantivement, quarte double, celle dans laquelle il y a deux accès chaque quatrième jour." Le Littré définit aussi une "fièvre double-quarte, ou, substantivement, double-quarte, celle où, sur les quatre jours, le troisième seulement est exempt de fièvre, et où les accès de chaque quatrième jour se ressemblent."

d'espace pour se reposer, ni pour disposer ses forces contre la maladie, la quarte double est plus grave et plus pénible que la quarte simple. Et plus elle est grave, plus la nature doit avoir de forces en acte et moins en puissance. C'est pourquoi la nature risque plus d'être vaincue par la maladie dans la quarte double que dans la quarte simple.

La nature conserve l'intermédiaire par lequel le chaud et le sec s'accordent entre eux. Elle agit de même avec l'intermédiaire du chaud et de l'humide, avec l'intermédiaire de l'humide et du froid, et avec l'intermédiaire du froid et du sec. Cela t'est indiqué au chapitre 7[2]. La maladie fait tout le contraire de ce que fait la nature. Aussi la maladie s'aggrave en détruisant les qualités du sujet. C'est pourquoi dans la quarte double, les humeurs se mélangent et se divisent plus que dans la quarte simple: elles sont en effet plus mélangées pour pouvoir être plus contraires; elles sont plus divisées en tant que leur matière se corrompt et ne peut recevoir une forme. Puisqu'il en est ainsi, d'après ce que tu as compris au sujet du traitement de la quarte simple, tu peux connaître le traitement de la quarte double.

---

1. Voir ci-dessus, II, chap. 7.

Chapitre 24
La fièvre tierce simple

La fièvre tierce[1] commence dans la case du chaud et du sec, c'est-à-dire dans le quadrant de la bile[2]. Au troisième jour elle passe dans la case de l'humide et du froid; au cinquième elle revient dans la case du chaud et du sec, etc. C'est pourquoi elle est plus forte au cinquième jour qu'au troisième, au neuvième qu'au septième, au treizième qu'au onzième. Il en est de même de la période suivante, comme cela a été dit au chapitre de la quarte simple, ce qui peut être pour toi un principe significatif pour connaître, dans la tierce simple, le jour de sa fin ou de la mort (du malade).

Parce que la bile est chaude et sèche, et que la fièvre tierce est causée par la bile, dont elle conserve la forme et la complexion, tu peux comprendre ce qu'est la fièvre tierce, d'après ce que tu as compris plus haut de la fièvre quarte. Il t'est indiqué ainsi que le feu est un élément plus léger, plus rapide, plus subtil, plus actif que l'eau, dans la mesure où avec la terre il engendre et ramène la fièvre tierce simple à son paroxysme, plus souvent que ne le fait l'eau qui, avec la terre, engendre et ramène à son paroxysme la fièvre quarte simple. Cela t'est signifié de même pour la quarte double et la tierce

---

1. Définition du Littré: "fièvre tierce, fièvre qui revient périodiquement de deux jours l'un", ou un jour sur trois, si l'on compte le premier. On passe ainsi du premier jour au troisième, du troisième au cinquième, etc. La fièvre tierce évolue au rythme d'une progression arithmétique de raison 2.

2. Le quadrant de la bile comprend quatre cases: AB (chaud-sec), AC (chaud-humide), CD (humide-froid), DB (froid-sec). Ces quatre cases correspondent respectivement au feu, à l'air, à l'eau, à la terre.

double. C'est pourquoi la nature n'a pas, pour disposer les cases du quadrant de la bile contre la maladie, autant d'espace qu'elle n'en a dans le quadrant de la mélancolie. Tu peux ainsi comprendre que la fièvre tierce s'accorde au triangle par la rapidité et la subtilité de la matière, et que la fièvre quarte s'accorde avec le quadrangle par la lenteur et la consistance de la matière[1].

Dans la fièvre tierce, le chaud se porte vers sa matière simple et s'unit à elle si fort et si souvent, qu'il empêche le sec de la dessécher. Par suite de cet empêchement, le froid ne peut passer pour refroidir la matière du chaud. C'est pourquoi l'opération naturelle ne se fait pas et que s'accomplit une autre opération, étrangère, par laquelle la bile s'accroît, et, par conséquent, la fièvre tierce. C'est pourquoi tu dois administrer au malade une matière subtile, de la complexion du froid et de l'humide, pour que la subtilité puisse mieux passer dans la matière du chaud et dans celle du sec.

Dans la fièvre tierce, la matière du sec est trop desséchée, parce que le froid ne peut y transiter ni passer à la matière du chaud, ni ne peut remplir la matière du sec de la matière de l'eau, qui reçoit la matière de l'humide de l'air. Si tu veux aider la matière du sec, il te faut donc administrer au malade tant d'humide et de froid que leur matière respective puisse aller et passer par le sec et par le chaud.Tu pourras aider le sec comme il est dit ci-dessus, si tu comprends parfaitement les triangles de cet art et les conditions de l'arbre indiquées plus haut.

---

20. Les quatre éléments forment un carré ou quadrangle; trois d'entre eux forment un triangle: ainsi, “la figure triangulaire est formée par la ligne qui va du feu à l'air, du feu à la terre et de la terre à l'air.” (*Arbre de science*, I, iii, 4). Le mouvement de trois éléments est plus rapide que celui des quatre.

Chapitre 25

La fièvre tierce double

La fièvre tierce double[1] commence dans la case du chaud et du sec, passe ensuite dans la case du chaud et de l'humide. Au troisième jour, elle passe dans la case de l'humide et du froid, puis passe dans la case du froid et du sec, et revient dans la première case du chaud et du sec au cinquième jour, où elle est plus forte que les jours précédents. Il en est de même le neuvième jour, où la fièvre est plus forte que le septième, et de même de la période suivante. Par cette périodicité tu pourras connaître la plus grande action et le plus grand accès de fièvre.

La fièvre tierce double évolue entre le jour et la nuit par certaines cases et en délaisse d'autres, selon les heures et les moments. Dans les cases que la fièvre délaisse, la nature agit et dispose comment combattre la fièvre dans les cases qu'elle parcourt. L'humide et le froid se reposent pour recouvrer leurs forces. Et parce que, lorsque la fièvre est double, la nature ne dispose pas d'autant de temps, ni d'espace contre la maladie dans les cases, que lorsque la fièvre est simple, et que le chaud et le sec ne doivent pas se reposer autant qu'ils le font dans la fièvre simple, il t'est montré ainsi que la fièvre double s'accorde plus avec le supérieur et le non-être que la fièvre simple. Par cette connaissance il t'est révélé que, dans la fièvre double, la matière du chaud et celle du sec sont plus

1. Définition du Littré, sous le nom de "tierce doublée, celle qui présente deux accès tous les deux jours et un jour d'intervalle." Le Littré ajoute une "double-tierce, celle où le malade a tous les jours des accès alternativement semblables, de sorte que le premier répond au troisième, le deuxième au quatrième, ainsi de suite."

éloignées de la forme naturelle du malade et sont plus proches d'une autre forme que dans la fièvre tierce simple. Dans la tierce double, la matière est plus subtile et plus rapide que dans la tierce simple. S'il n'en était pas ainsi, le chaud et le sec ne seraient ni si actifs, ni si abondants par le supérieur qu'ils ne le sont par l'inférieur. Cela est impossible et contre les principes naturels.

Cette impossibilité te révèle avec l'urine que le chaud et le sec dissolvent plus de matière d'humide et de froid dans la tierce double que dans la tierce simple. C'est pourquoi l'urine correspondant à la tierce double est plus rouge, plus épaisse, moins fluide, que celle qui correspond à la tierce simple. Ainsi, sous la couleur du sang et de l'eau, la couleur du feu, c'est-à-dire la clarté, et la couleur de la terre, c'est-à-dire la noirceur, sont plus cachées à tes yeux corporels dans la fièvre double que dans la fièvre simple. Si tu as compris cela, tu peux comprendre le défaut des sens particuliers et la supériorité de l'entendement, qui s'élève à comprendre au-dessus d'eux.

Sais-tu pourquoi la tierce (double) ne dure pas autant que la fièvre quotidienne? Parce que la tierce double pénètre en frappant et pénètre toujours dans deux cases de la roue, comme nous l'avons dit, tandis que la fièvre quotidienne pénètre en frappant dans toutes les cases, et parce que la nature est plus forte dans toutes les cases que dans quelques-unes. C'est pourquoi la fièvre quotidienne dure plus longtemps que n'importe quelle fièvre tierce.

Nous pourrions te parler longuement de la fièvre tierce double et trouver de nombreux autres principes, mais, par la fièvre tierce simple, comme nous l'avons montré, et par les principes énoncés ci-dessus, tu peux être apte à comprendre la tierce double.

Chapitre 26

La fièvre quotidienne

La fièvre quotidienne se manifeste tous les jours, parce qu'elle attaque quotidiennement le patient. Elle se différencie de la tierce double dans la mesure où elle peut être du quadrant du flegme[1], dont ne peut être la tierce double. Elle occupe plus de cases que la tierce double.

Sous la couleur sensible de l'urine, elle cache plus de couleur intelligible[2] que la tierce double. La fièvre quotidienne dissout plus fortement la matière; elle contrarie plus longtemps la nature. D'après le pouls et l'urine, et selon que le jour et la nuit se partagent en quatre parties[3], pour que le chaud, le sec, l'humide, le froid aient chacun leur temps approprié, tu peux savoir par quel quadrant de la figure indiquée plus haut, la fièvre quotidienne passe.

---

1. Le quadrant du flegme comprend quatre cases: DC (froid-humide), DB (froid-sec), BA (sec-chaud), AC (chaud-humide). Ces quatre cases correspondent respectivement à l'eau, à la terre, au feu, à l'air.

2. Intelligible, c'est-à-dire invisible et seulement concevable par l'entendement, tout comme les points sont des degrés intelligibles.

3. Le jour "naturel" est de vingt-quatre heures, réparties en quatre temps égaux, dont chacun est sous l'influence prédominante d'un élément: l'air, du lever du soleil à midi; le feu, de midi au coucher du soleil; la terre, du coucher du soleil à minuit; l'eau, de minuit au lever du soleil. (*Arbre de science*, XVI, v, quest. 208). Mais Lulle a aussi une autre idée sur la question: voir ci-dessous, X, note 1, p. 213.

Chapitre 27

La fièvre continue lente et la fièvre continue aiguë

La fièvre continue[1] occupe toutes les cases des quadrants de la figure circulaire[2]. Mais il y a une différence entre la continue lente et la fièvre aiguë, parce que la fièvre aiguë l'emporte également dans toutes les cases sur l'action de la nature, tandis que la fièvre continue (lente) est plus forte dans certaines cases que dans d'autres. C'est pourquoi la fièvre continue aiguë est plus forte que la continue lente.

La nature est contrariée et vaincue si fort et si fréquemment dans toutes les cases de la figure, que l'âme ne peut être la forme du corps[3], pour que celui-ci puisse être l'instrument des facultés de l'âme. Aussi, les hommes qui souffrent de fièvre continue et aiguë, délirent-ils et parlent-ils sans raison. Comme le patient qui souffre de fièvre tierce ou de fièvre quotidienne délire, cela est donc pour toi le signe que la fièvre continue et aiguë plonge ses racines dans la fièvre tierce ou dans la fièvre quotidienne. Cela est le signe du changement de la fièvre tierce ou de la fièvre quotidienne en fièvre continue,

1. Définition du Littré: "fièvre qui ne présente dans son cours ni intermission ni rémission caractérisée."

2. Les fièvres mentionnées jusqu'ici concernaient soit les mélancoliques (fièvres quartes), soit les colériques (fièvres tierces), soit les flegmatiques (fièvres quotidiennes). Les sanguins étaient épargnés. En revanche, les fièvres continues n'épargnent aucun tempérament.

3. L'âme est la forme du corps, c'est-à-dire qu'elle le dirige. Mais le corps est l'instrument indispensable pour que les facultés de l'âme puissent s'exercer.

pour pouvoir s'opposer plus vigoureusement à la nature. Cela t'est signifié également dans la fièvre tierce, où aucune purgation ne se produit, parce qu'elle se rapproche de la fièvre continue où aucune purgation ne se fait jusqu'à la fin. Cela, parce que la nature est dans l'incapacité de purger, jusqu'à ce que la maladie ait été totalement vaincue.

Nous avons parlé très brièvement de la quotidienne, de la continue (lente) et de l'aiguë, parce que nous avons parlé longuement de la fièvre quarte et de la fièvre tierce. Par les principes énoncés sur la fièvre quarte et la fièvre tierce, tu peux, médecin, connaître et guérir les autres espèces de fièvres, si tu suis les conditions de l'arbre et si la permission et l'aide te sont données pour cela par la puissance divine.

VIII

LES URINES

Les urines sont en général de quatre sortes, par lesquelles se manifestent les quatre couleurs générales des éléments[1]. Ainsi, lorsque le chaud existant dans le simple E tient sous lui le sec, l'humide et le froid, une couleur tient sous elle les autres couleurs. Mais, par suite de la maladie et de la dissolution des humeurs, de nombreuses couleurs se forment en particulier pour indiquer des maladies particulières. Et, parce que, de l'universel tu peux descendre au particulier[2], nous traitons d'une manière générale de quatre espèces d'urines, causées et révélées différemment par la bile, le sang, le flegme, la mélancolie.

---

1. Les couleurs traditionnelles des éléments sont: pour le feu la clarté, pour l'air la transparence ou diaphanéité, pour l'eau la blancheur, pour la terre la noirceur.

2. Une des formes de la déduction, raisonnement rigoureux par excellence. Lulle considère deux raisonnements inverses : celui qui va des principes généraux aux cas particuliers et celui qui va des cas particuliers aux principes généraux. Dans le premier, on peut parler de descente de l'entendement; dans le second, il s'agit d'une montée, que l'on pourrait appeler induction.

Chapitre 28

L'urine, signe de prédominance de la bile[1]

De même qu'en tâtant le pouls, tu peux connaître les deux humeurs[2] qui se manifestent par les deux battements différents du pouls sur tes doigts, le feu et la terre manifestent leurs couleurs dans la fièvre tierce simple. En effet, lorsque l'urine est claire et rougeâtre, le feu montre sa clarté. Cette clarté se manifeste dans la noirceur de la terre, comme tu peux voir le feu tiré de la pyrite[3] enflammée dans l'obscurité: dans l'obscurité le feu montre mieux sa clarté. Ainsi t'est révélé le secret de la couleur du feu et de la terre, à savoir que le feu est clair, la terre noire.

La couleur rougeâtre qui apparaît dans l'urine te montre le sang, qui s'accorde avec l'air, lequel apparaît couleur de sang[4]. L'eau apparaît dans la matière, comme dans le vin étendu de beaucoup d'eau. Par cette abondance, la couleur et la matière du vin tendent à être blanches. Si tu comprends bien cela, tu peux comprendre que, de même que les quatre éléments se manifestent par les opérations du chaud, du sec,

1. Titre latin, *De urina significante dominium cholerae.* Au chapitre suivant apparaît le mot *praedominium*, prédominance, que nous avons adopté, de préférence à dominance, vieilli.

2. Les deux humeurs: une façon de concevoir la circulation du sang, plus explicite ci-dessous au chapitre 32.

3. "Pyrite: Nom donné à quelques sulfures métalliques natifs qui jouissent de la propriété de s'enflammer dans des circonstances particulières." (Littré).

4. L'air, naturellement transparent, prend ici la couleur du sang qui est passé dans l'urine.

de l'humide et du froid, les opérations des éléments se manifestent par les couleurs indiquées ci-dessus dans l'urine.

Plus la couleur rougeâtre est grande dans l'urine, et moins grande y est la clarté, et cela parce que le sujet du chaud a plus de matière que le sec. C'est pourquoi le feu n'a pas où manifester aussi fort sa clarté, ni la terre sa noirceur, qui apparaît toujours dans la clarté du feu. C'est pourquoi l'urine épaisse et rougeâtre indique plus de matière corrompue que l'urine rougeâtre et claire.

De même que tu ne peux avoir la démonstration de Dieu, si ce n'est par ses opérations, tu ne peux connaître les quatre éléments, si ce n'est par leurs opérations. C'est pourquoi tu dois avoir en mémoire le triangle vert, dans lequel leurs opérations se différencient, s'accordent, se contrarient et se manifestent différemment selon la diversité de tes cinq sens particuliers. En effet, de même que le chaud se révèle par sa saveur dans le simple E, il se révèle par la couleur dans l'urine. Si tu comprends parfaitement ce principe, tu pourras grâce à lui élever ton entendement à comprendre de nombreux autres principes, par lesquels te seront manifestés les secrets des éléments dans leurs opérations.

Chapitre 29

L'urine, signe de prédominance du sang

L'urine, causée par une prédominance d'humide et de chaud, est de couleur rougeâtre et de consistance épaisse. Parce que l'humide s'oppose au sec, le sec ne peut manifester la clarté du chaud, ni le chaud la noirceur du sec. C'est pourquoi l'humide se montre dans la couleur et la matière du rouge, le chaud dans la matière seulement. Si tu comprends bien cela, tu pourras comprendre que l'humide tient sous lui le chaud, en tant qu'il apparaît dans l'urine par la couleur et la matière, tandis que le chaud apparaît par la matière sans la couleur. C'est pourquoi tu peux percevoir visiblement la couleur et la matière.

Dans l'urine à prédominance d'humide et de chaud, le chaud se manifeste en matière et en force, le froid en matière seulement, matière épaisse de l'humide, et c'est pourquoi l'urine est rougeâtre et épaisse. Si tu comprends cela, tu pourras comprendre comment les éléments diffèrent en force et en matière. En effet, plus l'urine est rouge et épaisse, plus elle contient de matière d'un élément quelconque. Mais cependant l'humide et le chaud ont une plus grande force que le sec et le froid. C'est pourquoi tu dois soigner le malade avec une matière subtile et une force accrue de sec et de froid.

Avec la privation de l'opération de l'humide et du chaud, la force est détruite, et par la destruction de la force, la matière se corrompt. Tu peux comprendre ainsi que, plus la matière est épaisse, plus elle entrave le mouvement du coeur et la vertu opérative[1] de l'humide et du chaud. C'est pourquoi tu dois alléger la matière par une saignée, pour que le mouvement ne cesse pas. Par ce mouvement, l'humide et le chaud ont une vertu opérative qui renouvelle la vertu opérative du sec et du froid.

1. Vertu opérative, *virtus operative*: force capable d'agir. Le latin médiéval avait aussi le mot *activitas* pour désigner le même concept.

Chapitre 30

L'urine, signe de prédominance du flegme

L'urine, causée par la prédominance de l'humide et du froid, cache en elle la couleur du chaud et du sec, si elle est blanche et épaisse, et si elle contient des traces de couleur rouge, comme l'eau avec laquelle on aurait lavé de la viande crue. Si elle est blanche et épaisse, sans trace d'autre couleur, elle montre que le froid prédomine. Si elle est blanche et épaisse, en tirant sur le noir, alors le froid s'accorde en matière avec le sec, et s'oppose en force à l'humide, dans la mesure où il manifeste plus ce qui découle de son activité que de sa passivité.

Par la couleur composée de beaucoup de blanc et de peu de rouge, et par la couleur composée de beaucoup de blanc et de peu de noir, tu peux connaître comment le froid va avec l'humide et le sec contre le chaud, parce que l'humide et le sec s'accordent avec le chaud. Par cet accord, le froid s'oppose au sec lorsque du rouge apparaît; il s'oppose à l'humide lorsque du noir apparaît. Si tu comprends bien cela, tu peux comprendre comment quelque chose peut exister par le sec et l'humide, avec le chaud contre le froid, en donnant à l'urine une couleur rougeâtre sans trace de blanc, ou une couleur claire et jaune sans trace de noir. Si tu comprends cela, tu comprendras parfaitement comment prescrire un traitement par le semblable ou par le contraire: par le semblable dans la mesure où le chaud s'accorde avec le sec et l'humide, et où le sec et l'humide s'accordent avec le froid[1]; par le contraire dans la mesure où le chaud peut, par intermédiaire, résister au froid, en s'accordant avec le sec et l'humide[2], pour détruire l'accord du froid, de l'humide et du sec. Si tu ne comprenais pas cela, aie recours aux degrés, aux triangles et aux conditions de l'arbre, grâce à quoi la voie te sera ouverte pour le comprendre.

1. Le sec s'accorde avec le froid pour former la terre; l'humide s'accorde avec le froid pour former l'eau.

2. Le chaud s'accorde avec le sec pour former le feu; il s'accorde avec l'humide pour former l'air.

Chapitre 31

L'urine, signe de prédominance de la mélancolie

L'urine de la mélancolie, signe de prédominance du sec et du froid, est blanche et claire: blanche par le froid, claire parce que l'eau est contenue dans la terre, qui est pour elle un récipient sec, pour détruire l'humide de l'eau. Si tu comprenais bien cela, tu comprendrais comment la terre contient l'eau contre l'humide[1]; et par ce que tu comprendras, tu pourras briser le récipient avec l'humide et le chaud, si tu sais faire raisonner ton entendement par les degrés et les triangles précédents. Tout comme le soleil fait le jour en éclairant l'air, le sec et le froid, en s'accordant dans la matière, produisent la nuit, de couleur noire et épaisse. Par cela t'est manifestée métaphoriquement l'urine, de semblable couleur noire et épaisse. Ce noir se manifeste ainsi par une abondance de matière terreuse et aqueuse, tout comme il se manifeste dans la bile par une abondante clarté ignée. Si toi, médecin, tu comprends cela et si tu veux guérir le malade, il te faut accroître la force du chaud et de l'humide par une matière subtile de chaud et d'humide, pour que leur force puisse pénétrer dans la matière épaisse du sec et du froid.

Il arrive souvent que, par accident, l'urine ne donne pas une idée véritable de la maladie. Aussi dois-tu alors recourir

1. L'eau a pour qualité propre le froid; l'humide n'est que sa qualité appropriée, qui lui est donnée par l'air. Dans ces conditions, on peut comprendre que la terre, dont la qualité propre est le sec, ait tendance à détruire l'humide de l'eau.

au pouls, au teint du visage du malade, (à la couleur) de ses yeux, et même à l'aspect et au teint de son corps, et à tous les autres signes qui peuvent se scruter subtilement, pour que l'urine dont la couleur dissimule la maladie ne t'induise pas en erreur et ne te trompe pas sur le caractère de la maladie.

IX

LES POULS

On distingue en général quatre espèces de pouls, qui montrent l'opération du chaud, du sec, de l'humide et de froid. Cette opération commence au coeur, qui transmet le chaud, le sec, l'humide, le froid par toutes les parties du corps, en leur donnant le chaud, pour fortifier la chaleur naturelle, et en tirant à lui le froid, pour qu'une trop grande quantité de chaud se trouvant là ne puisse détruire le coeur lui-même.

Chapitre 32

Le pouls, signe de prédominance de la bile

Lorsque le chaud et le sec prédominent dans un corps, le pouls de ce corps produit deux battements[1] dans les quatre doigts qui le pressent. Cela, parce que, dans la composition de la bile, le chaud et le sec prédominent et que chacun d'eux produit un battement[2]? Un battement précède l'autre, l'un plus fort que l'autre et qui ne frappe pas à l'endroit où l'autre frappe. En effet, le battement du chaud est plus fort que celui du sec et le précède. Mais, en réalité les deux battements sont rapprochés et se succèdent sans interruption. Ils sont plus aigus, plus rapides et avec une plus grande vacuité de l'artère, que les pulsations des autres complexions corporelles.

Par le mouvement du coeur, le chaud frappe une fois l'humide, pour passer au froid; l'humide frappe une fois le froid, pour que le chaud puisse y passer; le froid frappe une fois le sec, pour passer dans le chaud; le sec frappe une fois le chaud, pour y poser le froid. De tous ces battements, deux d'entre eux seulement sont perçus, à savoir les battements du chaud et du sec, et cela, parce que plus forts que les autres dans la bile[3].

---

1. Battement, lat. ictus = coup, battement; un peu plus bas, percussio, même sens.

2. Les deux pulsations consécutives résultent, on le sait, de la systole ventriculaire et de la diastole. Pour Lulle, les causes de ces pulsations étaient précédemment "deux humeurs" (voir ci-dessus, VIII, note 2, p. 175). Ce sont ici le chaud et le sec, deux qualités prédominantes chez les colériques.

3. La bile est chaude et sèche.

Selon que le coeur a besoin de plus de froid pour refroidir le chaud, il accélère ces battements. Par leur fréquence et leur rapidité et par les triangles, tu peux avoir une connaissance certaine du pouls. Lorsque l'urine montre que la bile est très active, alors que le pouls est faible, cela te signifie que le coeur a perdu sa vigueur et ses forces, et que le chaud et le sec ont quasiment détruit l'humide et le froid.

Lorsque l'on souffre de la fièvre tierce, l'humide et le froid passent si souvent par le chaud et le sec, que le chaud corrompt la matière du froid et que le froid corrompt la matière du chaud, que l'humide corrompt la matière du sec et que le sec corrompt la matière de l'humide. En raison de la corruption de la matière, la forme est corrompue. Ainsi, le septième point[1] du chaud désire une autre forme dans la matière même, pour que, de façon ordonnée et sans résistance, il puisse tenir sous lui les autres points. Mais cependant, si le point simple a un pouvoir contre la maladie, alors une qualité[2] frappe si souvent l'autre, que chacune recouvre sa vigueur, chaque qualité fortifiant sa matière par son propre battement et même par le battement de l'autre.

1. Sur le septième point ou point simple, voir ci-dessus, II, note 1, p. 81 ; VI, chap. 17.

2. Qualité, pour "lettre": il s'agit du chaud, du sec, de l'humide et du froid qui agissent comme il est dit ci-dessus au paragraphe 2.

Chapitre 33

Le pouls, signe de prédominance du sang

Le pouls du sanguin est ample, plein, doux et produit deux battements: l'un en raison de l'humide, l'autre en raison du chaud. A cause de l'épaisseur de la matière, ces battements ne peuvent être aussi rapides, ni aussi rapprochés, que dans le pouls du colérique. C'est pourquoi la maladie causée par le sang ne se guérit pas aussi rapidement que celle causée par la bile, ni même ne détruit pas aussi vite son sujet, que ne le fait la bile. Le battement causé par l'humide est plus fort que celui causé par le chaud, mais cependant le battement du chaud est plus aigu et plus subtil que le battement de l'humide.

Chapitre 34

Le pouls, signe de prédominance du flegme

Le flegme est plus fort à cause du froid qu'à cause de l'humide, étant donné que le froid est au quatrième degré, l'humide au troisième seulement. C'est pourquoi le froid provoque dans le pouls du flegmatique un battement plus fort, plus plein et plus dur que l'humide. Les battements du froid et de l'humide ne sont pas aussi rapides ni aussi fréquents que les battements de l'humide et du chaud, et cela, parce que la matière est plus dense et plus épaisse dans le pouls du flegmatique que dans le pouls du sanguin.

Chapitre 35

Le pouls, signe de prédominance de la mélancolie

La mélancolie, lorsqu'elle prédomine, provoque deux battements perceptibles, dans le pouls: le plus fort est celui du sec, le plus faible celui du froid. Le battement du sec est plus aigu, plus dur, plus rapide que le battement du froid et il le précède. Les battements du sec et du froid sont plus rapides que les battements de l'humide et du chaud dans un corps sanguin, cependant plus lents et plus éloignés l'un de l'autre que les battements causés par la bile.

D'après la règle et la disposition de ce que nous avons dit du pouls du colérique[1], tu peux comprendre les pouls des autres complexions, selon ce qui convient à leurs qualités respectives.

---

1. Lulle justifie la brièveté des chapitres 33 à 35 par l'importance qu'il a accordée au pouls du colérique, chapitre 32.

X

MÉTAPHORES

Métaphores

Métaphore 1. *L'appétit dans la fièvre chaude*

La métaphore signifie une chose par une autre[1]. Par exemple, le malade proche de la mort est froid. Alité, il désire le froid et recherche comment pouvoir le trouver et le ressentir. Il t'est signifié alors que la sensation de froid est détruite par un excès de chaleur. C'est pourquoi la nature, dans le désir que le malade a de trouver du froid, signifie qu'il voudrait recouvrer la sensation qu'il a perdue, à savoir la sensation de froid, qui s'est emparée du malade et qu'il ne ressent pas[2].

Métaphore 2. *L'appétit dans la fièvre froide*

Lorsque la fièvre vient avec le froid, le malade désire de la chaleur, alors qu'il est chaud de fièvre. Alors métaphoriquement le malade désire de la chaleur contre le froid, bien qu'il ait en lui plus de chaud que de froid. Son désir signifie que la chaleur naturelle est corrompue et que le froid entre dans le chaud pour corrompre la chaleur naturelle. C'est

1. Métaphore: "Dans le sens primitif, qui est celui d'Aristote et de l'étymologie, synonyme de trope. Dans un sens plus restreint, qui est le sens des rhéteurs postérieurs, de Cicéron, de Quintillien, et le sens actuel, figure par laquelle la signification naturelle d'un mot est changée en une autre; comparaison abrégée. Les métaphores ne sont autre chose que des similitudes abrégées." (Littré). Trope: expression employée dans un sens figuré.

2. Remarque qui sera reprise dans le *Livre des merveilles,* VIII, chap. 60 (*Obres essencials*, I, p. 409).

pourquoi le malade ressent du froid, non du chaud, et désire du chaud contre le froid.

D'après ce qui a été dit plus haut, le malade désire des aliments contraires ou concordants à la santé. De même, en effet, qu'il désire du froid, bien qu'il ait chaud, le septième point simple, dont nous avons parlé en traitant de la génération et de la corruption[1], lui fait désirer des aliments qui vont à l'encontre de la santé ou de la maladie, suivant que le point s'efforce de résister à la maladie ou désire une autre forme pour la matière[2].

Métaphore 3. *Les nombres sept et douze*

Par les sept jours de la semaine et par les sept planètes te sont signifiés les sept points en lesquels le chaud, au quatrième degré, est divisé. Par les sept points de chaud, par les trois points de sec, par les deux points d'humide et par le degré de froid dans le simple E, te sont signifiés les douze apôtres et Jésus-Christ, leur tête, tout comme le septième point simple est la forme des douze points dans les simples E, K, O (ou S). Par le septième point simple, qui ne s'associe pas avec les autres points, est signifié le septième jour où Dieu se reposa. Ce jour est la forme des six jours de la semaine, comme le septième point simple du chaud est la forme des six points qui se mélangent au sec, à l'humide et au froid.

Métaphore 4. *L'Incarnation*

En outre, par ce noble point simple dont nous venons de parler et qui est la forme des autres points dans un corps

1. Voir ci-dessus, VI, chap. 17; et aussi I, chap. 5, note 2, p. 59 ; II, chap. 8, note 1, p. 81. Il sera souvent question du septième point dans les Métaphores.

2. Une façon de dire que le septième point veut rétablir la santé, ou au contraire désire la mort du malade.

élémenté, il t'est métaphoriquement révélé que le Fils de Dieu s'est incarné[1], pour que l'humanité qu'il a assumée fût la fin et la perfection de toutes les créatures, et qu'il est la perfection de l'humanité. Par cette humanité toute la divine essence est la perfection des créatures. Et par la contrariété des points qui s'opposent au septième point, contrariété par laquelle ils tombent en corruption et en faute, il t'est signifié que les hommes qui nient l'humanité que le Fils de Dieu a assumée, sont en grande faute.

Métaphore 5. *Unité et Trinité de Dieu*

En tout lieu et en tout corps élémenté, le septième point simple désire un corps simple, ayant une diversité de matière, de forme et d'union, sans corruption et sans contrariété. Il ne cesse de se mouvoir jour et nuit à la recherche de ce corps, et il meut vers cette fin les autres points qui sont semblablement sous lui et dont il est lui-même la forme. C'est pourquoi, selon la métaphore, sont révélées l'unité et la Trinité de notre Seigneur Dieu, forme simple sans matière, qui a en lui une distinction de personnes sans distinction d'essence, perfection de toutes les perfections, concordance et simplicité de toutes les perfections.

Métaphore 6. *Eléments simples et composés*

Par le point simple évoqué ci-dessus, la nature conserve ses espèces et conduit les formes de la puissance à l'acte. Par ce point la santé est conservée et la résurrection révélée, sans laquelle ce point noble ne pourrait lui-même avoir ni atteindre ce qu'il désire. De plus, par le point sont révélés les éléments

1. Littéralement: assuma la chair humaine, *humanam carnem assumpsit*.

simples, leurs opérations et leurs sphères[1], et les éléments composés, qui sont dans les points existant sous lui. En outre, par ce point te sont signifiées la santé et la maladie. Et de nombreuses autres choses, qui seraient longues à rapporter, sont métaphoriquement révélées par le point noble évoqué ci-dessus. Quiconque est féru de science, qu'il sache donc le connaître.

Métaphore 7. *Vertus et vices*

Les degrés, les triangles, les conditions de l'arbre te révèlent comment une vertu s'associe à une autre, un vice à un autre, et comment vertus et vices s'opposent mutuellement. Par les exemples qui te sont donnés dans ce livre, tu peux connaître la théologie, le droit, la science de la nature ou philosophie naturelle, la médecine[2]. En effet, comme le point dont il a été question plus haut est le complément de la santé, le mélange des degrés et des fleurs de l'arbre, et leurs conditions sont métaphoriquement une démonstration de ces sciences.

De même que l'arbre chargé de fruits signifie métaphoriquement à l'homme qu'il doit lui-même faire de bonnes oeuvres, que l'oiseau qui plane dans les airs signifie la croix de notre Seigneur Jésus-Christ, que le lépreux et l'âne signifient à l'homme que, parce qu'il ne voudrait être ni lépreux ni âne, il ne doit pas tant consentir au péché pour l'amour de Dieu, qui pourrait le rendre lépreux ou âne, ainsi la

1. Sur les éléments et leurs sphères, voir ci-dessus, VII, note 1, p. 158.

2. Ces quatre disciplines font l'objet de quatre ouvrages écrits à la même époque: *Principes de théologie, - de droit, - de philosophie, - de médecine,* c'est-à-dire cet ouvrage-même (éd. latine des quatre ouvrages dans *Opera omnia*, I, Mayence, 1721; réimp. Francfort, 1965). Il sera question de ces quatre disciplines dans la *Doctrina pueril,* chap. 75-78 (éd. française médiévale, *Doctrine d'enfant*, Klincksieck, 1969, p. 157-169).

seconde branche de l'arbre signifie métaphoriquement la première. En effet, par les exemples que nous avons donnés de la seconde branche, sont révélés les secrets de la première. C'est pourquoi l'intention dernière de cet art est que, à partir d'un seul principe, l'entendement s'élève à un autre principe qu'il lui faut comprendre selon l'art. D'une autre manière contraire à celle-ci, l'entendement ne saurait disposer d'une méthode pour comprendre et connaître un principe par un autre.

Métaphore 8. *Mouvement circulaire et purification du centre*

Le firmament est mû autour de la terre et le corps de l'homme est le meilleur des corps élémentés, parce que l'opération des éléments y est plus noble. C'est pourquoi, par métaphore, t'est révélé comment le septième point meut noblement, dans les extrémités du corps, les autres points dont il est la forme, et s'affine et se purifie dans le coeur, autant qu'il peut, pour être simple.

Métaphore 9. *Le jeûne*

Par le septième point il est montré et signifié que l'on doit jeûner un jour par semaine, manger et boire peu, pour que le septième point puisse rectifier et ordonner les autres points qui, par excès de nourriture, ont déréglé et désordonné leur matière dont le septième point est la forme. Il en est de même de la tempérance que doit avoir celui qui apprécie la santé et qui veut que le point simple soit la forme des autres points.

Métaphore 10. *Equilibre, production en Dieu et Incarnation*

De ce que le quatrième degré de chaud, de sec, d'humide et de froid est mû de la puissance à l'acte et de l'acte à la puissance dans l'espèce humaine seulement, il t'est ainsi révélé métaphoriquement qu'il existe un équilibre plus grand dans le corps humain que dans un autre corps, le quatrième degré actuel ayant comparativement les autres quatrièmes degrés en puissance, de sorte que le quatrième degré soit la forme des autres degrés actuels qu'il rend semblables à lui. Par cette métaphore t'est révélé le secret divin de l'opération semblable, naturelle, dans la très sainte Trinité de notre Seigneur Dieu. De même en effet que chaque créature s'efforce naturellement, autant qu'elle peut, à se rendre semblable à elle-même, il doit y avoir dans l'essence divine différentes opérations et quelqu'un qui se rende semblable à soi-même, infini en vertu, en puissance, en sagesse, en amour et en essence. S'il n'en était pas ainsi, la créature, son opération et son appétit s'accorderaient avec l'être, la supériorité et la perfection, alors que Dieu s'accorderait avec l'infériorité, l'imperfection et la privation (d'être), ce qui est impossible, contre le quadrangle et les conditions de l'arbre. Par cette impossibilité t'est révélé le secret de l'Incarnation du Fils de Dieu, qui s'incarna[1] pour faire une créature semblable à lui-même, c'est-à-dire l'humanité qu'il prit et qui est à son image, en tant qu'elle est meilleure, plus puissante, plus sage, plus digne d'amour, plus vertueuse et plus juste que toutes les autres créatures.

Métaphore 11. *La matière première*[2]

Par le mélange et l'union des matières du chaud, du sec, de l'humide et du froid dans les simples EFGHMKLMNO PQRSTVY, est révélée la matière primordiale, dont nous avons parlé dans la troisième partie, chapitre 9, au paragraphe du mélange E. S[3]. Cette matière primordiale est puissance,

1. Voir ci-dessus, note 1, p. 195.
2. Matière première, *prima*, et aussi primordiale, *primordialis*.
3. Voir ci-dessus, III, note 2, p. 89.

sujet, matière universelle et commune aux matières particulières et spéciales du chaud, du sec, de l'humide et du froid. Ces matières particulières et spéciales sont révélées métaphoriquement par les matières particulières et spéciales des simples EFGHMKL, etc. Les quatre matières précitées sont générales, universelles, communes, et puissances de la matière sujette aux formes des individus des espèces naturelles. Ces individus sont ainsi perceptibles[1], pour signifier métaphoriquement la matière première et ses parties, sujettes aux formes élémentaires, non sensibles et intelligibles, dont sont engendrés les individus perceptibles et auxquelles ils retournent par corruption, selon ce qui t'est signifié dans les conditions de l'arbre, dans le mélange des degrés et des triangles, et dans les formes potentielles du chaud, du sec, de l'humide et du froid. En effet, parce que le chaud réchauffe la matière du froid, le froid est alors en puissance dans sa propre matière, et inversement. Il en est de même du sec et de l'humide, du sec et du chaud, du chaud et de l'humide, de l'humide et du froid, du sec et du froid. Ainsi t'est révélé que les matières, qui existent potentiellement dans les lettres précitées, sont particulières. Ainsi te sont révélés les éléments, et en même temps la matière première, sujette aux matières particulières, dans lesquelles le chaud, le sec, l'humide et le froid existent potentiellement et actuellement.

Métaphore 12. *Le poison*

Quelques espèces d'herbes sont du poison pour le corps humain. Dans ce poison les éléments sont très proches de leur simplicité. C'est pourquoi, lorsqu'il entre dans le corps humain, il contrarie la nature des éléments composés, parce qu'il tire à lui son semblable, détruisant son dissemblable.

1. Perceptibles, *sensibiles*: les individus sont visibles, palpables, etc.

Parce que la thériaque[1] détruit le poison, laquelle thériaque est faite de poison, il t'est signifié métaphoriquement que les médecines laxatives sont plus proches de la simplicité des éléments et plus éloignées de la composition que les médecines non laxatives. C'est pourquoi la nature du corps humain ne peut les supporter, ni les convertir en faculté végétative, parce qu'elle les chasse hors d'elle. Il t'est signifié par là que, si on intervient aussitôt, les empoisonnements peuvent être neutralisés par des médecines laxatives, parce que la nature, en chassant les médecines laxatives accordées et associées au poison, peut avec elles expulser le poison. Ces médecines laxatives aident beaucoup à l'éliminer, du fait qu'elles s'accordent et se mélangent avec lui. Ce traitement est fait par ordonnance du triangle vert et du quadrangle, selon l'expérience des médecines laxatives, qui, lorsqu'elles sont reçues dans le corps, s'unissent aux humeurs mauvaises, peu désireuses de cette union.

Métaphore 13. *Le carême*

De ce que tu vois, au printemps, les arbres fleurir, bourgeonner et se couvrir de feuilles, qu'il faut les tailler et bêcher la terre tout autour, il t'est révélé mataphoriquement que les hommes doivent au printemps se saigner et se baigner souvent, mais manger et boire peu, pour que le passage des matières du chaud, du sec, de l'humide et du froid de l'une dans l'autre, et leur mélange ne soient pas empêchés; que les lieux[2] soient des instruments disposés et adéquats au passage

1. Thériaque: électuaire opiacé, employé autrefois comme antidote. "C'est de sa composition et de ses multiples variétés que parle Galien dans le 1er livre de son traité sur les antidotes." (P. Moraux, *Galien de Pergame. Souvenirs d'un médecin,* Paris, "Les Belles Lettres", 1985, p. 173). Le traité des antidotes comprend deux livres (Galien, *Opera medica,* Venise, 1561, t. IV, fol. 102-123).

2. Les lieux: les organes et les parties du corps. Voir ci-dessous, Métaphore 15, la synonymie entre lieux et parties du corps.

et au mélange, pour que le résultat soit, toute l'année, la conservation de la santé, résultat qui t'est signifié métaphoriquement par les fruits des arbres et les semences. Puisqu'il en est ainsi, par la disposition et l'ordonnance divines et naturelles il t'est révélé métaphoriquement que tu dois jeûner et manger peu pendant le carême, que le carême est l'époque la plus propice de l'année pour exclure les aliments contraires à la santé.

Métaphore 14. *Intempérance et régime*

Nous voyons que l'homme ou le cheval sont vite fatigués de courir trop rapidement, que l'artisan qui se hâte trop ne fait pas son travail aussi bien que s'il le faisait lentement et posément. Il t'est ainsi révélé métaphoriquement pourquoi la nature ne peut entretenir une longue-vie chez l'homme qui mange et boit trop, qui fait trop l'amour, etc. C'est que la nature a ainsi trop tendance à agir vite, et par cette trop grande hâte elle ne se comporte pas aussi noblement que si elle se modérait. De là, il est signifié métaphoriquement que le patient doit suivre un régime qui correspond à sa maladie, afin d'évacuer les lieux par lesquels le chaud, le sec, l'humide et le froid doivent passer.

Métaphore 15. *Appétit naturel et appétit anormal*

Si tu es malade et si tu as envie de manger ou de boire quelque chose qui soit de la complexion des simples E ou S[1], et qui te soit profitable, alors la nature te signifie métaphoriquement que l'appétit naturel le réclame. Si, en revanche, l'absorption de ce quelque chose t'est nuisible, alors la nature signifie par un appétit anormal qu'elle a perdu la

1. Le simple E est chaud, le simple S est froid.

force et le pouvoir de désirer ce qui lui serait profitable. Il en va de même du toucher et du goût, si de ce que tu désires tu fais un onguent ou un emplâtre, que tu appliques aux lieux ou parties (du corps) où tu souffres, en ressentant une douleur ou quelque autre malaise.

Métaphore 16. *Les vingt-quatre heures du jour*

Dans le simple E, le quatrième degré se divise en sept points, le troisième degré en sept, le deuxième degré en six, le premier degré en quatre. C'est pourquoi le simple E est divisé en vingt-quatre points[1]. Par ces vingt-quatre points te sont signifiées métaphoriquement les vingt-quatre heures du jour et de la nuit, pour signifier que chaque point a son heure selon son appétit naturel[2]. Il en va de même avec les simples K, O et S. Ainsi, tu peux comprendre ce qui en est des lettres qui se trouvent après celles-ci, à savoir FGH, LMN, PQR, TVY. La division des points précités est comprise selon les opérations des éléments et selon les triangles. Le septième point simple du chaud est supérieur au septième point du sec dans le simple E, parce que le septième point du sec est en puissance pour être au quatrième degré dans le simple K ou dans une autre espèce de simple, tandis que le septième point du chaud est en acte. Le septième point du chaud et du sec, le sixième de l'humide et le quatrième du froid sont compris dans cette divisiton comme des points simples, parmi lesquels seul celui du chaud est en acte, tandis que les autres sont en puissance. Ainsi t'est révélée la matière primordiale, en tant que puissance de la génération et de la corruption, pour que les points en puissance viennent en acte.

---

1. Passage peu clair: il est difficile d'admettre une égalité de points entre le chaud du feu et le sec de la terre.

2. Voir *L'Art compendiosa de la medicina,* I, 6 (texte lat. et trad. esp., trad. et commentaires de J.-M. Sevilla Marcos, Barcelone, 1987, p. 104-112).

Métaphore 17. *Unité de l'essence dana la distinction divine*

Dans le simple E, ce que le chaud reçoit (du sec) est au troisième degré, ce qu'il donne à l'humide est seulement au deuxième degré. Cependant, le chaud n'est pas différent en lui-même, malgré la différence de ces deux opérations. Si, en effet, cette différence se répercutait sur le chaud lui-même, il y aurait quatre chauds dans le simple I: l'un au quatrième degré, un autre au troisième, un autre au deuxième, un autre au premier degré. Cela est impossible, contraire au cours de la nature et aux conditions de l'arbre. Si tu as parfaitement compris cette métaphore, elle te signifiera qu'en Dieu la divine essence n'est pas différente dans le Père, le Fils ou le Saint Esprit, bien que chaque personne diffère des autres. En effet, tout comme le chaud est par tout le simple E au quatrième, au troisième, au deuxième et au premier degré[1], sans différence de lui-même, de même et bien mieux encore, sans comparaison, la divine essence est totalement dans le Père, le Fils et le Saint Esprit, une seule divine essence, sans différence en elle-même, bien que les personnes soient diverses et distinctes.

Métaphore 18. *La résurrection*

Lorsque tu vois que le feu, qui est sous la marmite, meut l'eau qui bout dans la marmite, sans mouvement de celle-ci, alors il t'est signifié métaphoriquement que, de même que le chaud, le sec, l'humide et le froid se meuvent dans la marmite, sous l'action du feu qui brûle le bois, pour parvenir à l'eau, de même par ce que le corps humain reçoit en goûtant, en sentant et en touchant, le chaud, le sec, l'humide et le froid se

1. Dans le simple E, le chaud est au quatrième degré. Mais il reçoit le troisième degré de sec, il donne son deuxième degré à l'humide et s'oppose au premier degré de froid. Cela explique la formule paradoxale de Lulle.

meuvent dans le corps même, sans destruction de la matière, sujette de la forme à être le corps humain. Le corps aura après la résurrection cette matière et cette forme, qui ne seront nullement consumées par son amaigrissement, ni augmentées et accrues par sa croissance.

Métaphore 19. *La nutrition*

Lorsque tu vois l'eau nourrir et multiplier les végétaux, alors il t'est signifié maétaphoriquement que, de semblable manière le sang nourrit les corps des animaux. De même que la pluie est engendrée par les vapeurs venant de la terre, composées et dissoutes dans l'air, et que l'eau de pluie vient de l'air, le sang est engendré par les matières extérieures qui entrent dans le corps. Il t'est montré ainsi que la chaleur naturelle vient du sang, qui circule dans toutes les parties du corps, pour pouvoir y passer et nourrir la chaleur naturelle, en utilisant les opérations du chaud, du sec, de l'humide et du froid.

Métaphore 20. *Tentation et mérite*

De ce que les hommes qui bénéficient le plus de biens temporels ou de vertus sont plus disposés à la vaine gloire, il t'est signifié métaphoriquement, selon les conditions des triangles et du quadrangle, que ni les biens temporels, ni le bien de la vertu ne peuvent convenir à l'homme, sans la grâce du Roi suprême. Donc, plus l'homme a de bien en lui, et moins ce bien-même lui convient. Cela, parce que le bien est plus grand et l'homme plus petit par rapport à la supériorité du bien. C'est pourquoi plus les hommes sont riches en biens temporels ou en vertus, plus ils sont tentés par la vaine gloire. Par suite de cette plus grande tentation, ils sont plus disposés à avoir du mérite par la force (de caractère) et l'humilité.Si tu considères que Dieu te permet d'être tenté par le démon de quelque péché, péché dont Dieu sait bien que tu n'y consentiras pas, alors il t'est révélé que le mérite consiste en l'opération d'une puissance, c'est-à-dire en un acte. En effet, par la puissance sans acte, tu ne résisterais pas à la tentation du démon. C'est pourquoi tout mérite s'accorde avec l'être et la perfection de la puissance[1]. Si tu comprends cela, il t'est révélé que dans la tentation la gloire est rendue à Dieu.

Métaphore 21. *La Création*

Si le chaud pouvait détruire toute la matière du sec, le sec n'aurait rien où exister et serait ainsi en privation; et le chaud serait Dieu. En effet, il pourrait détruire ce qui ne peut être détruit que par la puissance divine seulement. Si donc tu comprends bien cette métaphore, grâce à elle tu pourrais comprendre que si l'homme avait le pouvoir de créer des créatures, il serait comme Dieu et ne serait pas une créature, et cela parce qu'il détiendrait le pouvoir qui n'appartient qu'à Dieu seul. Si tu comprends donc tien cette métaphore, par elle il t'en est signifié une autre, à savoir que, si l'homme avait le pouvoir de créer des créatures, et ainsi était Dieu, combien plus grand est le pouvoir de la divine essence, qui, en engendrant un pouvoir infini, est Dieu. S'il n'en était pas ainsi, si l'homme était Dieu, s'il créait une créature, ce serait une plus grande chose de créer une créature que d'engendrer un pouvoir infini. Cela est impossible et contraire aux conditions des triangles et du quadrangle. Par cette impossibilité et cette contrariété, la bienheureuse Trinité en Dieu t'est révélée métaphoriquement.

1. La perfection de la puissance, c'est l'acte.

Métaphore 22. *La volonté parfaite*

Si ta volonté s'accorde avec l'être, la perfection, la supériorité, contre le non-être, le défaut, l'infériorité, si tu avais le pouvoir d'être la meilleure et la plus noble des créatures, ta volonté voudrait que tu sois meilleur que toutes les autres créatures. Donc, par ta volonté et ton pouvoir, tu te ferais toi-même la meilleure et la plus noble des créatures. Si tu as bien compris cela, par cela il t'est révélé comment la puissance et la volonté divines veulent qu'une créature soit plus noble et meilleure que toutes les autres créatures. En effet, si elles ne le voulaient pas, ta volonté s'accorderait plus que la divine volonté à l'être, à la perfection, à la supériorité, contre le non-être, le défaut, l'infériorité. Or, cela est impossible et contre les conditions des triangles et du quadrangle. Par cette impossibilité et cette contrariété, te sont révélées l'Incarnation du Fils de Dieu, la noblesse et l'excellence que la nature humaine de Jésus-Christ a plus que toutes les autres créatures. Par cette révélation t'est révélé métaphoriquement la procession de la personne du Saint-Esprit, qui est dans la nature divine. En effet, si Dieu veut que, parce que la nature humaine de Jésus-Christ est unie à la personne du Fils de Dieu, elle soit meilleure et plus noble que les autres créatures, combien plus il veut et doit vouloir que des deux personnes du Père et du Fils procède une personne[1], qui soit plus noble et meilleure que toutes les autres créatures. S'il n'en était pas ainsi, la volonté de Dieu s'accorderait plus avec l'être, la perfection, la supériorité, en élevant une créature au-dessus de toutes les autres, plutôt qu'en élevant sa nature au-dessus de toutes les autres natures. Or, cela est impossible et contre toutes les conditions indiquées ci-dessus.

---

1. Il s'agit du Credo catholique qui a suscité la scission de l'Eglise grecque, après avoir reçu son accord au IIe concile oecuménique de Lyon (1274).

Métaphore 23. *Colérique et sanguin*

Dans le simple K, le sec s'oppose à l'humide, le froid s'oppose au chaud. Parce que le sec est au quatrième degré, le froid seulement au troisième, le chaud et l'humide s'accordent contre le sec et le froid. C'est pourquoi l'humide peut ne pas être consumé par le chaud autant qu'il l'est dans le simple O[1]. Ainsi, par métaphore il t'est signifié que le colérique vit accidentellement plus longtemps que le sanguin[2]. Cela, par l'accord du chaud et de l'humide contre le sec et le froid. Il t'est ainsi montré métaphoriquement que, selon que l'humide suffit à être le sujet de l'opération du chaud, l'esprit vital dure dans le corps humain, et que le chaud ne consume pas l'humide dans le simple K autant que dans le simple O, puisque dans le simple O le chaud est au troisième degré et dans le simple K au deuxième.

Métaphore 24. *Destruction et vivification*

La poire, dans laquelle le sec et le froid prédominent, te signifie métaphoriquement qu'en été tu détruis le chaud par le sec et le froid, parce que, plus tu accrois le sec, plus tu accrois le froid, et en accroissant le froid tu détruis le chaud. En effet, en recevant le sec le chaud reçoit le froid. Et parce que le sec reçoit le froid, il détruit l'opération du chaud dans l'humide, et le froid est d'autant plus fort. Cela t'est signifié pour les autres saisons de l'année. En hiver tu dois détruire le froid par l'humide et le chaud, car, plus tu accrois l'humide et plus tu

1. Dans le simple K, l'humide, qui y figure au premier degré, ne peut perdre qu'un degré sous l'action du chaud qui, lui, est au deuxième degré. En revanche, dans le simple O où il figure au quatrième degré, il peut perdre trois degrés sous l'action du chaud qui, lui, est au troisième degré. Une explication partielle est donnée par Lulle à la fin de la Métaphore.

2. Le colérique, promis naturellement à une vie plus courte que les autres tempéraments, peut vivre aussi longtemps, mais accidentellement.

accrois le chaud, parce que l'air est humide et chaud. De même cela t'est signifié pour l'automne,où tu dois détruire le sec par le froid et l'humide, car, plus le froid est à un haut degré,plus l'humide s'accroît. Par cet accroissement tu détruis le sec en lui-même et même dans son opération sur le chaud. Si au printemps tu veux détruire l'humide, accrois le chaud et le sec, car en accroissant le chaud tu accrois le sec, et en accroissant le sec tu détruis l'humide en lui-même et même dans son opération sur le froid. Puisqu'il en est ainsi, par cela il t'est signifié aussi que, aux quatre saisons de l'année correspondent quatre espèces de médecines simples[1], dans lesquelles les quatre degrés sont élevés ou abaissés par le mélange ou la dissolution du chaud, du sec, de l'humide, du froid.

Métaphore 25. *Progressivité et dégressivité*

Le sec est plus grand en été qu'en hiver, ce qui est dû à l'accroissement du chaud. Il ne s'ensuit pas cependant que le froid soit plus grand en été qu'en hiver, bien qu'il soit d'autant plus grand que le sec s'accroît. Si cela était, le froid serait plus grand en été qu'en hiver, mais ce n'est pas vrai, parce que le froid est inférieur au chaud en été, tout comme dans le simple E où le premier degré de froid est inférieur au quatrième degré de chaud. C'est pourquoi la différence entre un traitement et un autre, entre un accroissement et un autre, t'est métaphoriquement signifiée. En effet, c'est par dosage que le traitement passe de degré en degré, du quatrième degré au troisième, du troisième au deuxième, du deuxième au premier. Un autre traitement se fait en abaissant le chaud du quatrième

1. A chaque saison doit correspondre une catégorie de remèdes: en été les rafraîchissants (secs et froids), en hiver les échauffants (humides et chauds), en automne les humidifiants (humides et froids), au printemps les desséchants (secs et chauds).

médicament avec des éléments contraires et concordants.

(Traduit de l'*Ars compendiosa medicinae*, IIe partie, quest. 10, 1-4: Palma, 1752, p. 51-52)

4. *Pourquoi est-on bien portant ou malade*

La faculté végétative remplit quatre fonctions: l'appétitive, la rétentive, la digestive, l'expulsive.

Par l'appétitive les hommes ont envie de manger, de boire, de se réchauffer, de se rafraîchir, de veiller et de dormir. Lorsque l'appétitive demande ce qui est nécessaire au corps et évite ce qui ne lui est pas nécessaire, et lorsqu'elle a ce qu'elle demande, alors on est physiquement bien portant, grâce à quoi on mange, on boit, on s'habille, on veille et on dort modérément, et on se meut de telle façon qu'en se déplaçant et en travaillant, le mouvement naturel ne se corrompe pas. Lorsqu'on fait le contraire de cela, alors on tombe malade physiquement.

A la rétentive échoit le rôle de retenir la nourriture que l'on absorbe, jusqu'à ce que la digestive l'ait digérée et répartie dans toutes les parties du corps. Il convient ensuite que la digestive donne plein pouvoir à l'expulsive de rejeter au dehors la matière grossière, inutile à la nourriture du corps. Si l'expulsive rejette au dehors cette matière superflue, le corps est en bonne santé; si la rétentive retient plus qu'elle ne doit retenir, alors la maladie s'engendre dans le corps. Lorsque la digestive digère la nourriture que l'on absorbe, de manière que la chaleur naturelle puisse agir contre la chaleur anormale, alors on est en bonne santé. C'est pourquoi l'on doit modérer la digestive plus que toute autre fonction. Si, en effet, l'appétitive demande plus ou moins que ce que la digestive peut digérer, si la rétentive retient plus ou moins, tout comme l'expulsive, de sorte que la digestive ne puisse agir, alors le corps tombe malade. Pour savoir si la digestive est bien réglée, il faut souvent considérer son état, savoir si l'on se sent léger ou lourd, triste ou gai, si l'expulsive est régulière, quels aliments sont plus digestibles. On doit aussi modérer son sommeil, sa veille, etc. Toutes ces choses sont des signes qui permettent de connaître la digestive. Dans l'expulsive, nombreux sont les signes de bonne santé ou de maladie, suivant la forme et la couleur de ce que l'expulsive rejette. Si, en effet, la forme est ajustée, cela signifie une bonne digestion; si elle est claire, cela signifie l'indigestion. Quant à la couleur, elle dépend des aliments qu'on absorbe. Il convient également de considérer la sueur, le crachat, ce qui sort du nez, des yeux, des oreilles, et autres signes médicaux. Par toutes ces choses et par beaucoup d'autres, on a connaissance de la santé ou de la maladie.

La santé résulte de la modération, de la régularité, de l'équilibre entre l'appétitive, la rétentive, la digestive et l'expulsive. Elle résulte de semblables qualités, des aliments, des humeurs, des complexions, suivant la complexion du corps, chaude, humide, froide ou sèche. Par le contraire de ces choses la maladie est dans l'homme.

(Traduit du *Libre de meravelles,* chap. 49: *Obres essencials*, I, p. 397-398)

5. *Comment fonder la médecine sur des principes généraux*

La médecine pourrait être fondée sur des principes généraux de la manière suivante:

Dans le poivre, le feu a un quatrième degré de chaud, la terre un troisième degré de sec, l'air un deuxième degré d'humide et l'eau un premier degré de froid. Dans la cannelle, le feu a un troisième degré de chaud, la terre un deuxième degré de sec, l'air un premier degré d'humide, tandis que l'eau n'a que trois quarts de degré de froid. Dans le fenouil, le feu a un deuxième degré de chaud, la terre un premier degré de sec, l'air trois quarts de degré d'humide, l'eau un demi degré de froid. Dans l'anis, le feu a un premier degré de chaud, la terre trois quarts de degré de sec, l'air un demi degré d'humide et l'eau un quart de degré de froid. Le feu a donc quatre dosages différents dans les plantes de sa complexion et il en va de même avec l'air, l'eau et la terre. Ainsi, dans le camphre, l'eau a un quatrième degré de froid, l'air un troisième degré d'humide, la terre un deuxième degré de sec et le feu un premier degré de chaud, etc.

Puisque chaque élément a quatre dosages dans les plantes, les médecins peuvent établir et confectionner seize électuaires généraux. Ainsi, avec des plantes de la complexion du feu on peut confectionner quatre électuaires généraux contre la complexion de l'eau. On peut, par exemple, confectionner un électuaire au quatrième de chaud avec du poivre, un autre au troisième degré avec de la cannelle, un autre au deuxième degré avec du fenouil, un autre au premier degré avec de l'anis. De même, on peut confectionner quatre électuaires de la complexion de l'air, quatre de la complexion de l'eau et quatre de la complexion de la terre. Les médecins pourront disposer ainsi de seize électuaires généraux et guérir les maladies causées par les quatre qualités générales.

Par exemple, si Martin souffre d'une fièvre quarte, le médecin doit prescrire un électuaire de la complexion de l'eau, au quatrième degré de froid, et aider ce froid par le deuxième degré d'humide de l'air et le premier degré de sec de la terre. S'il s'agit d'une fièvre tierce, le médecin la traitera par le quatrième degré de froid; si elle est au deuxième degré de chaud, il doit la traiter par le troisième degré de froid; si elle est au premier degré de chaud, il la traitera par le deuxième degré de froid. Inversement, si la maladie est au quatrième, au troisième, au deuxième ou au premier degré de froid, le médecin doit la combattre par les quatre électuaires de la complexion du feu, en procédant par degrés, comme nous venons de le dire. Il en sera de même pour une maladie causée par un excès d'air ou de terre. Si elle est causée par deux éléments presque égaux, comme, par exemple, par le feu et l'air, les médecins doivent mélanger des électuaires d'eau et de terre et les doser, en suivant l'ordre indiqué ci-dessus.

C'est là une méthode et une règle qui permettraient d'établir la médecine sur des principes généraux.

(Traduit de l'*Arbre de ciència,* XVI, v, quest. 207: *Obres essencials*, I, p. 937-938)

6. *Derniers propos*

La médecine est, pour le médecin, l'art de procurer la santé au patient.

Le médecin doit recourir à la combinaison des principes et des règles de cet Art. De la façon dont ils sont combinés, il saura en effet comment faire le mélange des médicaments, en les dosant, lorsqu'il confectionne des décoctions, des onguents, des emplâtres, des sirops.

[...] Parce que les principes d'en haut agissent sur ceux d'ici-bas, le médecin doit avoir recours à ce qui est dit sur le ciel et sur l'homme, pour voir sous quelle constellation le malade souffre, avec laquelle et selon laquelle il doit agir sur le patient.

De plus, le médecin doit s'exercer à se servir de l'imagination, afin que l'entendement, qui fait une science des objets sensibles imaginés, sache s'en servir objectivement en dehors des sens, avec elle descendre jusqu'aux sens, et avec eux s'élever jusqu'à elle, de sorte qu'elle soit une voie directe, disposée entre les sens et l'entendement.

Que le médecin(sache) se servir de ses sens, en observant le teint du patient, la couleur de son urine, en examinant ses matières, en flairant son haleine, en écoutant ses plaintes et ses cris, en observant son appétit, en lui tâtant le pouls, etc. Le médecin qui ne sait se servir de ses sens n'est pas un bon médecin.

Que le médecin (sache) connaître le degré des herbes et leur action sur le patient. Si, par exemple, il confectionne une décoction d'une herbe, chaude au quatrième degré, sèche au troisième, humide au deuxième, froide au premier; d'une autre herbe, froide au quatrième degré, humide au troisième, sèche au deuxième, chaude au premier; d'une autre herbe, humide au quatrième degré, froide au troisième, chaude au deuxième, sèche au premier: alors il pourra connaître [...] quelle herbe prédomine et a une plus grande action dans la décoction. Il faut dire que l'herbe chaude au quatrième degré est prédoninante, car le feu domine l'air en lui donnant sa chaleur, et l'air domine d'eau en lui donnant son humidité; d'où il est manifeste que le feu est le maître de l'eau.

[...] Le médecin s'exercera à connaître la nature des élements et la façon dont ils s'associent chez le patient [...]

De plus, que le médecin applique aux principes et aux règles de cet Art les écrits et les découvertes d'Hippocrate, de Galien, d'Avicenne et d'autres. Sur la façon de les appliquer, qu'il porte un jugement, en expliquant leurs arguments. De même, en effet, que le changeur a une connaissance véritable et une expérience de l'or vrai et de l'or faux, en le frottant sur une certaine pierre noire[1], le médecin a une connaissance véritable et une expérience des écrits médicaux en les

1. Il s'agit de la pierre de touche, fragment de jaspe, de couleur noire, utilisé pour essayer l'or et l'argent.

appliquant aux principes et aux règles de cet Art, en regardant, métaphoriquement parlant, quelle coloration ces écrits en reçoivent. Et ainsi l'entendement se réjouit fort d'un mode positif de connaissance, grâce auquel la médecine peut, grâce à cet Art, devenir une discipline sûre, aux conclusions nécessaires.

(Traduit de l'*Ars generalis ultima,* X, 14.92: *Opera latina,* XIV, p. 374-376)

Repères biographiques

1232/1235- Naissance de Raymond Lulle à Palma de Majorque.

? - ? - Reçoit l'instruction et l'éducation d'un futur chevalier.

1257 - Se marie et a deux enfants.

Jusqu'en 1265?- Mène une vie brillante, à la recherche des plaisirs.

Juin 1265?- Profonde crise religieuse: il décide de consacrer sa vie au service de Dieu.

1265?-1266?- Pèlerinages à Rocamadour et à St-Jacques de Compostelle.

1266?- De retour à Majorque, se met à l'étude de la philosophie, de la théologie, du latin et de l'arabe.

Vers 1270- Commence son oeuvre écrite avec le *Libre de contemplació en Déu* (*Livre de contemplation*).

1275- Se sépare de sa femme et se rend à Montpellier.

1276?- Ecrit l'*Art abreujada d'atrobar veritat* (*Art abrégé de trouver la vérité*).

1277?- Ecrit le *Liber principiorum medicinae* (*Livre des principes de la médecine*).

1278?- Ecrit la *Doctrina pueril* (*Doctrine d'enfant*).

1278-1287- Voyages divers à partir de Montpellier.

1285?- Ecrit l'*Ars compendiosa medicinae* (*Art abrégé de la médecine*).

1287-1289- Premier séjour à Paris. Il écrit le *Libre de meravelles* (*Livre des merveilles*).

1292-1293- Premier séjour à Tunis.

1294- A Naples il écrit le *De levitate et ponderositate elementorum* (*De la légèreté et de la pesanteur des éléments*).

1295-1296- A Rome il écrit l'*Arbre de ciència* (*Arbre de science*).

1297-1299- Deuxième séjour parisien. Il écrit le *Tractat d'astronomia* (*Traité d'astrologie*).

1300-1302- Voyage à Chypre et en Petite-Arménie (Turquie actuelle).

1303- A Montpellier il écrit le *Liber de regionibus sanitatis et infirmitatum* (*Livre des régions de la santé et des maladies*).

1305- A Lyon il commence la rédaction de l'*Ars generalis ultima* (*Art général ultime*).

1307- Séjour à Bougie.

1307-1308- A Pise il achève la rédaction de l'*Ars generalis ultima.*

1309-1311- Dernier séjour à Paris. Il dicte le récit de sa vie à un moine cartusien.

1311-1312- Assiste au concile oecuménique de Vienne.

1312- Retour à Majorque, par Montpellier.

1313-1315- Séjour en Sicile, puis à Tunis.

Printemps 1316- Mort à Palma de Majorque.

Bibliographie

1. Ouvrages de Lulle consacrés à la médecine ou y faisant référence (ordre chronologique de composition)

1. *Libre de contemplació*, 7 vol., Palma 1906-1914; *R.L. Obres essencials* II, Barcelone 1960. (Sur la médecine: chap. 115).

2. *Liber principiorum medicinae: R.L. Opera omnia* I, Mayence 1721 (réimp. Francfort 1965). Version catalane: *Començaments de medicina, Obres selectes de R.L.* II, Palma 1989. Trad. anglaise de la version catalane par A. Bonner, *Selected Works of R.L.* II, Princeton Univ. Press 1985.

3. *Doctrina pueril*, Palma 1906; Barcelone 1972. Texte médiéval français (*Doctrine d'enfant)*, Paris 1969. (Sur la médecine: chap. 78).

4. *Ars compendiosa medicinae; R.L. Opera medica*, Palma 1752 (réimp. Oxford 1981). Texte latin et trad. catalane par J. Mª Sevilla, Barcelone 1987.

5. *Libre de meravelles*, Barcelone 1931-1934, 4 vol.; *R.L. Obres essencials* I. (Sur la médecine: chap. 32, 49-51). Ed. française partielle;: *Livre des bêtes*, Paris 1964.

6. *Liber de levitate et ponderositate elementorum; R.L. Opera medica*, Palma 1752 (réimp. Oxford 1981).

7. *Arbre de ciència*, 3 vol., Palma 1917-1926; *R.L. Obres essencials* I. (Sur la médecine: V, v, 5, p; XVI, v, quest. 205-208). Ed. française partielle: *Arbre des exemples*, Paris 1986.

8. *Tractatus de astronomia*; *R.L. Opera latina* XVII, Turnhout 1989; *Tractat d'astronomia*, Barcelone 1981; *Traité d'astrologie*, Paris 1988. (Sur la médecine: *passim*).

9. *Liber de regionibus sanitatis et infirmitatum; R.L. Opera medica*, Palma 1752 (réimp. Oxford 1981).

10. *Ars generalis ultima*; *R.L. Opera latina* XIV, Turnhout 1986. *Dernier grand Art*, Paris 1634. (Sur la médecine: X, 14.92).

2. *Ouvrages d'auteurs anciens et médiévaux*

Alexandre de Tralles, *Oeuvres médicales*, trad. du grec par F. Brunet, 4 vol., Paris 1933-1937.

Aristote. *De la génération et de la corruption,* éd. et trad. Ch. Mugler, "Les Belles Lettres", Paris 1966.

Id., *De la génération des animaux,* éd. et trad. P. Louis, *ibid,* 1961.

Arnaud de Villeneuve, *Opera omnia,* Bâle, 1585.

Id., *Opera medica omnia*, en cours de publication, Grenade-Barcelone.

Averroès, *Colliget*, Venise 1560.

Avicenne, *Canon medicinae,* trad. Gérard de Crémone, Venise 1507. (réimp. Hildesheim 1964); Venise 1608, 2 vol.

Id., *Poème de la médecine*, éd. et trad. A. Jahier- A. Nourredine, "Les Belles Lettres", Paris 1958.

Bernard de Gordon, *Lilium medicinae*, Lyon 1550.

Constantin l'Africain, *Pantechni decem libri theorices et decem practices, cum tractatu de gradibus medicinarum*, Lyon 1515.

Dioscoride, *De materia medica,* éd. M. Wellmann, 3 vol., Berlin 1958.

Id., *De la matière médicale*, trad. M. Mathée (avec illustrations), Lyon 1559.

Galien, *Opera medica,* 6 vol., Venise 1561.

Id., *Composition des médicaments par genres*, trad. M. Grégoire, Paris 1549.

Gilles de Corbeil, *De urinis et pulsibus*, Bâle 1529.

Hippocrate, *Aphorismes*, trad. P. Theil, Paris 1957.

Id., *La nature de l'homme*, trad. J. Jouanna, Berlin 1975.
Id., *Oeuvres,* texte et trad., en cours de publication, 8 vol. parus, "Les Belles Lettres".
Macer Floridus, *Des vertus des plantes*, trad. L. Baudet, Paris 1845.
Matthaeus Platearius, *Circa instans*, Paris 1512.
Id., *Livre des simples médecines,* trad. médiévale, Paris 1913.
Pline, *Histoire naturelle*, livres 25 à 30, éd. et trad. A. Ernout, "Les Belles Lettres", Paris 1956-1963.

3. Etudes et ouvrages divers

Beaujouan, Guy, *Manuscrits médicaux du moyen âge conservés en Espagne*, "Mélanges de la Casa de Velasquez" VIII (1972), p. 161-221.
Id., *Le vocabulaire scientifique du latin médiéval,* dans *La lexicographie du latin médiéval,* CNRS, Paris 1981, p. 345-354.
Id., *Savoirs médiévaux et histoire des mentalités*, "Revue de Synthèse" CIV (1983), p. 349-353.
Bruno, Giordano, *Medicina lulliana: Opera latina*, t. III, Florence 1891.
Castiglioni, A., *Histoire de la médecine*, Payot, Paris 1939.
Graciansky, P. de, et Péquignot, H. (sous la dir. de), *Médecine*, "Encyclopédie de la Pléiade", 2 vol., 1979-1980.
Imbault-Huart, M.-J., *La médecine au moyen âge*, Paris 1983.
Jacquart, D., *Le milieu médical en France du XIIe au XVe siècle*, Droz, Genève 1981.
Id., *Supplément au Dictionnaire biographique des médecins en France au moyen âge*, Droz, Genève 1979.
Laignel-Lavastine, A., *Histoire générale de la médecine, de la pharmacie...*, 3 vol., Albin Michel, Paris 1949-1950.

Lavinheta, Bernard de, *Explanatio compendiosaque applicatio artis Raymundi Lulli,* Lyon 1523 (réimp. Hildelsheim 1975).

Lemery, N., *Dictionnaire universel des drogues simples,* Paris 1759.

Llinarès, A., *L'arbre de science, de Raymond Lulle*, dans *Raymond Lulle*, Ed. univ. Fribourg (Suisse) 1986, p. 29-57.

Id. *Imágenes antiguas de la medicina. Salud, enfermedad y remedios según R. L.*, "Psicopatología" (Madrid) 1989, p. 19-22.

Mc Vaugh, R., *The mediaeval theory of compound medicines*, "Arbor" 1965, p. 65-89.

Moraux, P., *Galien de Pergame. Souvenirs d'un médecin*, "Les Belles Lettres", Paris 1985.

Pereira, M., *Le opere mediche di Lullo in rapporto con la sua filosofia naturale e con la medicina del XIII secolo*, "Estudios Lulianos" XXIII (1979), p. 5-35.

Ruiz Simon, J.-M., *De la naturalesa com a mescla a l'art de mesclar*, "Randa" 19 (1986), p. 57-67.

Taton, R.(sous la dir. de), *Histoire générale des sciences.* 1. *La science antique et médiévale,* 2e éd., P.U.F., Paris 1966.

Vieillard, C., *L'urologie et les médecins urologues dans la médecine ancienne*, Paris 1903.

Wickersheimer, E., *Figures médico-astrologiques des IXe, Xe, XIe siècles,* "Janus" 19 (Leyde 1914).

Id., *Dictionnaire biographique des médecins en France au moyen âge*, 2 vol., Paris 1936. (rééd. Droz, Genève 1979).

Yates, F.A., *La teoria luliana de los elementos*, "Estudios Lulianos" III(1959), p. 237-250; IV (1960), p. 45-62, 151-166.

Ouv. coll, *Raymond Lulle*, Ed. universitaires, Fribourg (Suisse) 1986.

Ouv. coll., *Raymond Lulle et le Pays d'Oc*, "Cahiers de Fanjeaux" 22, Privat, Toulouse 1987.

Ouv. coll., *Homage to Ramon Llull,* "Catalan Review" 4, 1990.

Table des matières

INTRODUCTION

Raymond Lulle et la médecine 7
Hippocrate, Galien et les autres 15
Les principes de médecine 29

PRINCIPES DE MÉDECINE

Arbre des principes et des degrés de la médecine 38

I. STRUCTURE DE L'OUVRAGE

Structure de l'arbre des principes de la médecine 45
Conditions de l'arbre 51
Pourquoi degrés et triangles figurent dans ce livre 54
Pourquoi quadrangle, racine de l'arbre, génération et corruption figurent dans ce livre 56
Pourquoi il est traité des fièvres, des urines, du pouls et des métaphores 57

II. MÉLANGE DES DEGRÉS SELON LE TRIANGLE ROUGE

Principe 65
Moyen 70
Fin 76

III. MÉLANGE DES DEGRÉS SELON LE TRIANGLE VERT

Différence 85
Concordance 91
Contrariété 98

IV. MÉLANGE DES DEGRÉS SELON LE TRIANGLE JAUNE

Supériorité, égalité, infériorité 107

V. COMMENT RECHERCHER LES DEGRÉS

Méthode de recherche du nombre de degrés 117
Méthode de recherche des degrés des médicaments d'après les auteurs et les principes naturels 121
Principes naturels de recherche des degrés dans les médicaments 125
Méthode de recherche des quatre degrés dans l'espèce humaine 129

VI. GÉNÉRATION ET CORRUPTION

Génération et corruption dans le simple E 139
Génération et corruption dans les mélanges de simples 142
Génération et corruption chez les animaux 146
Génération et corruption des métaux 151

VII. LES FIÈVRES

Les fièvres en général 157
La fièvre quarte simple 160
La fièvre quarte double 164
La fièvre tierce simple 166
La fièvre tierce double 168
La fièvre quotidienne 170
La fièvre continue lente et la fièvre continue aiguë 171

VIII. LES URINES

L'urine, signe de prédominance de la bile 175
L'urine, signe de prédominance du sang 177
L'urine, signe de prédominance du flegme 179
L'urine, signe de prédominance de la mélancolie 181

IX. LES POULS

Le pouls, signe de prédominance de la bile 185
Le pouls, signe de prédominance du sang 187
Le pouls, signe de prédominance du flegme 188
Le pouls, signe de prédominance de la mélancolie 189

X. MÉTAPHORES

1. L'appétit dans la fièvre chaude 193
2. L'appétit dans la fièvre froide 193
3. Les nombres sept et douze 194
4. L'Incarnation 194
5. Unité et Trinité de Dieu 195
6. Eléments simples et composés 195
7. Vertus et vices 196
8. Mouvement circulaire et purification du centre 197
9. Le jeûne 197
10. Equilibre, production en Dieu et Incarnation 197
11. La matière première 198
12. Le poison 199
13. Le carême 200
14. Intempérance et régime 201
15. Appétit naturel et appétit anormal 201
16. Les vingt-quatre heures du jours 202
17. Unité de l'essence dans la distinction divine 203
18. La résurrection 203
19. La nutrition 204
20. Tentation et mérite 204
21. La Création 205
22. La volonté parfaite 206
23. Colérique et sanguin 207
24. Destruction et vivification 207
25. Progressivité et dégressivité 208
26. Ordre de la médication 209
27. L'eau apéritive 209

28. Médecine avouée ou secrète 210
29. La salamandre philosophique 212
30. L'astrolabe nocturne 212

AUTRES PROPOS DE LULLE SUR LA MÉDECINE

REPÈRES BIOGRAPHIQUES

BIBLIOGRAPHIE

Cet ouvrage
a été achevé d'imprimer
sur les presses de
l'Imprimerie Loeuillet (Indre)
le mardi 7 janvier 1992